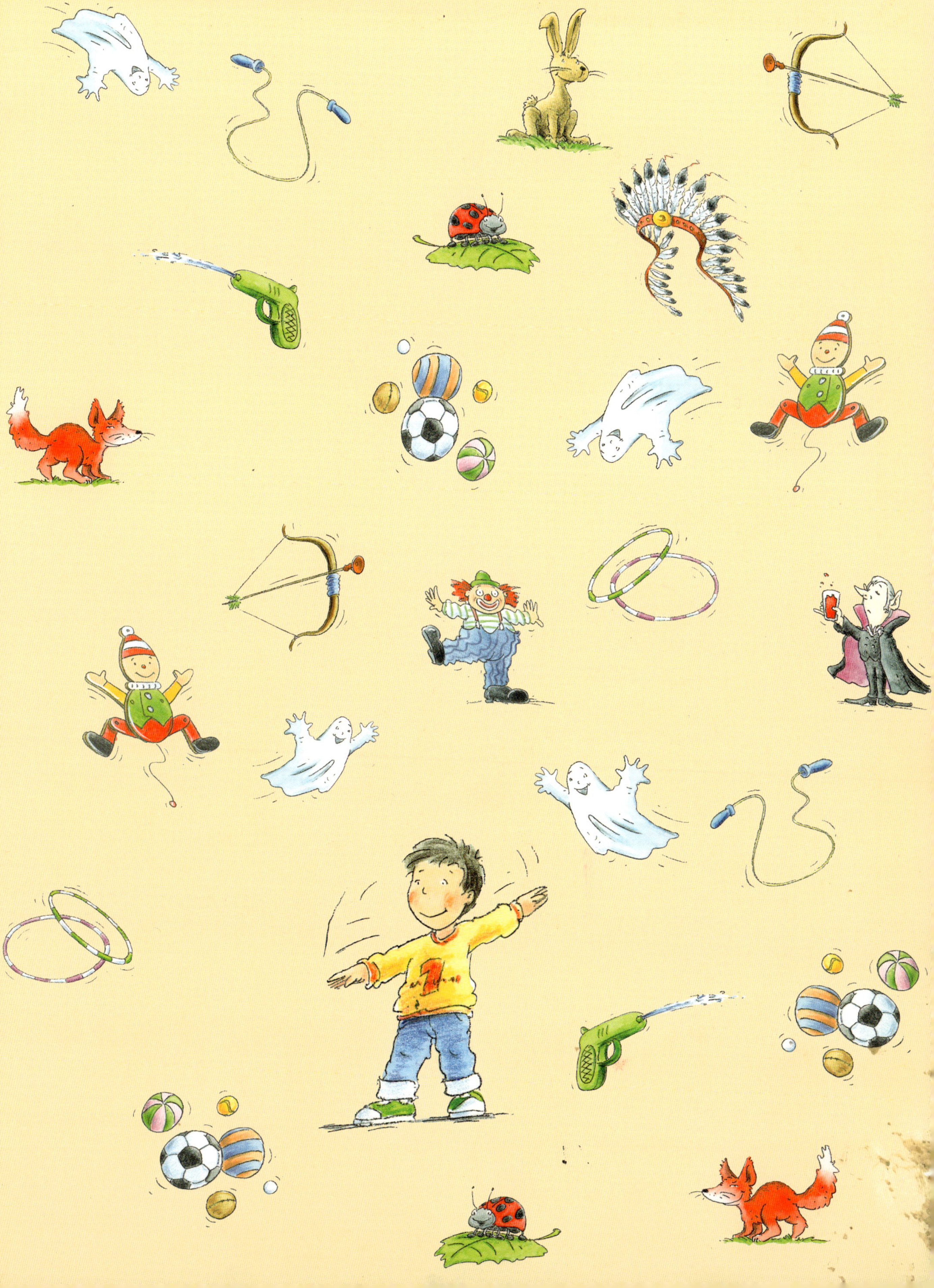

Inhalt

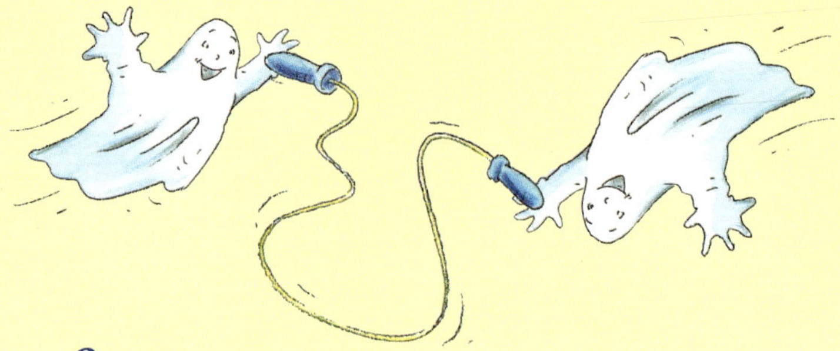

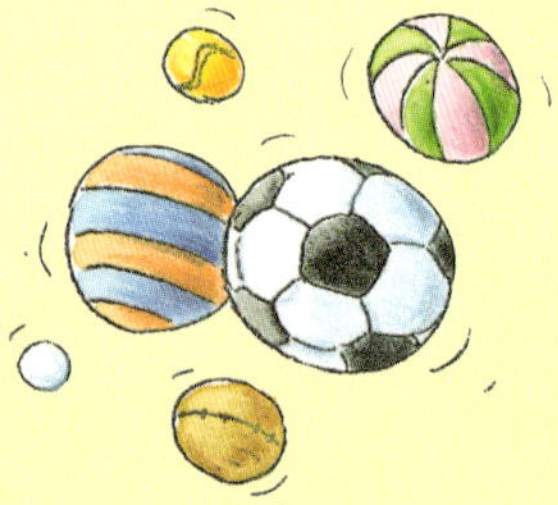

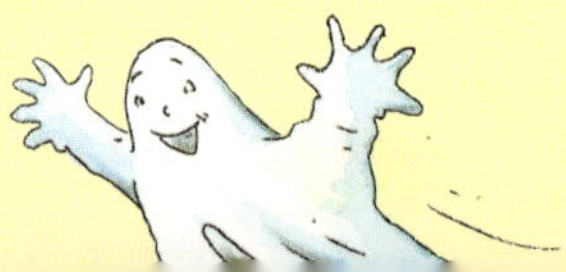

Sylvia Schneider
Unter Mitarbeit von Helmut H. Erb

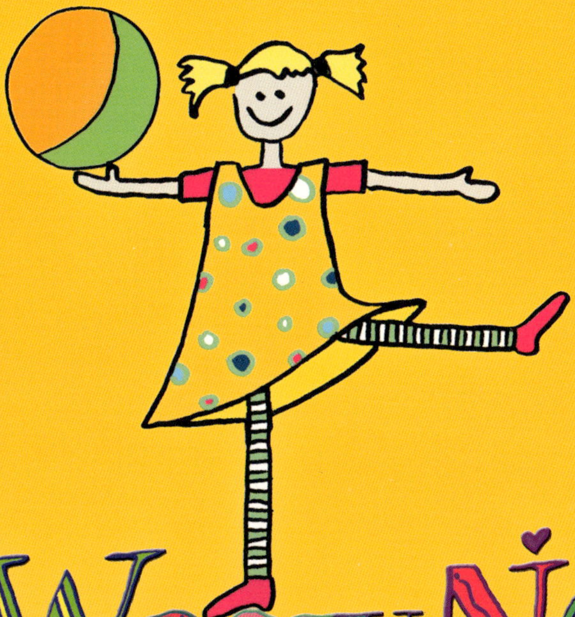

BEWEGUNG macht Kinder schlau

Spiele für Körper, Geist und Seele

CHRISTOPHORUS

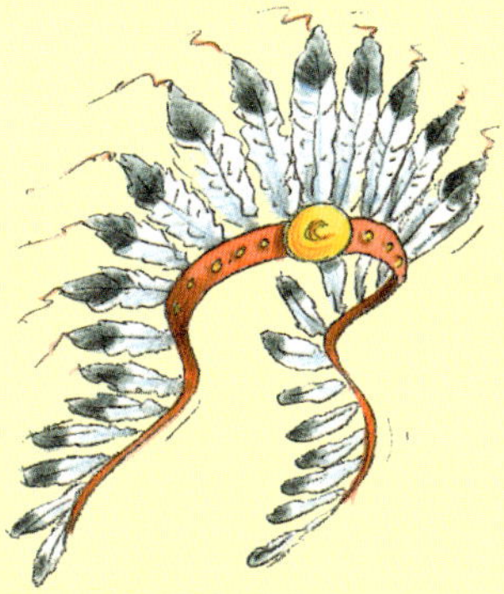

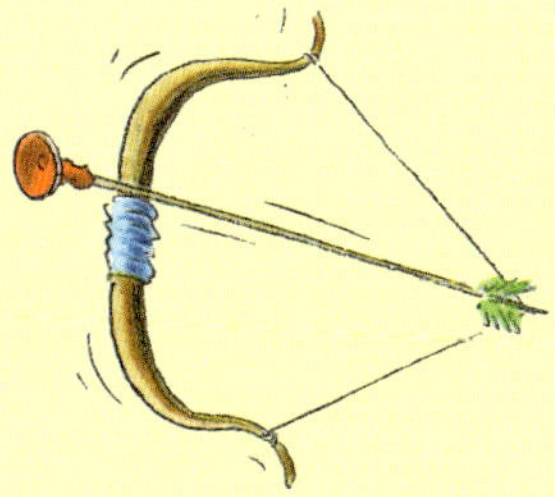

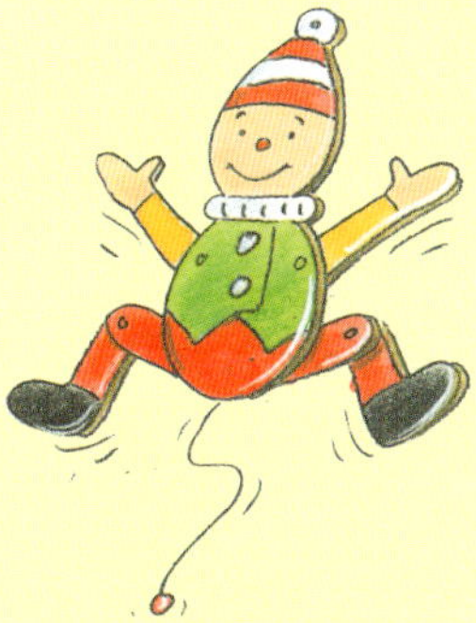

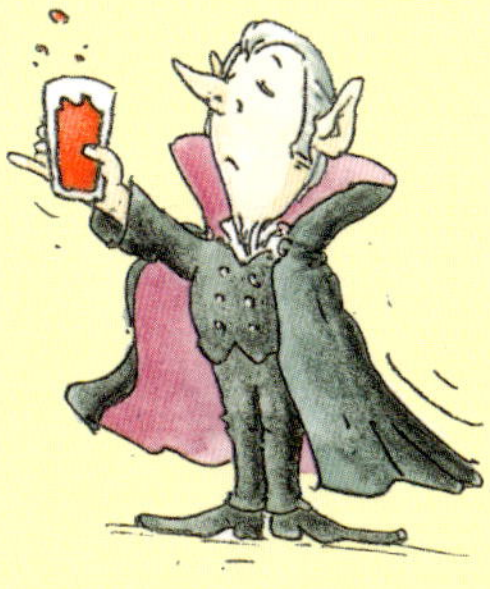

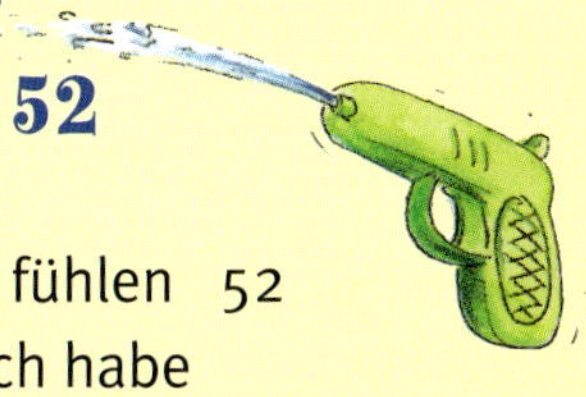

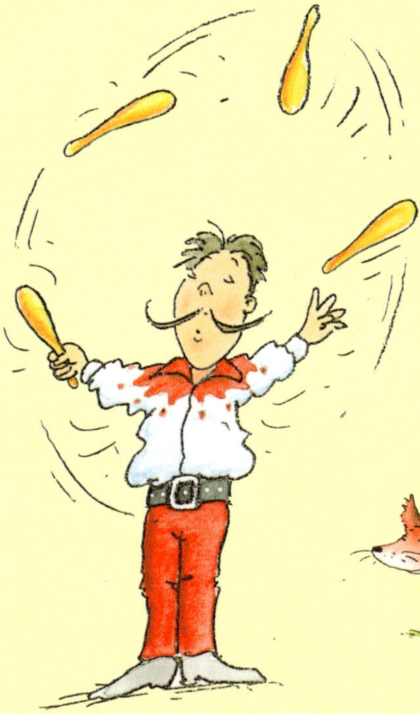

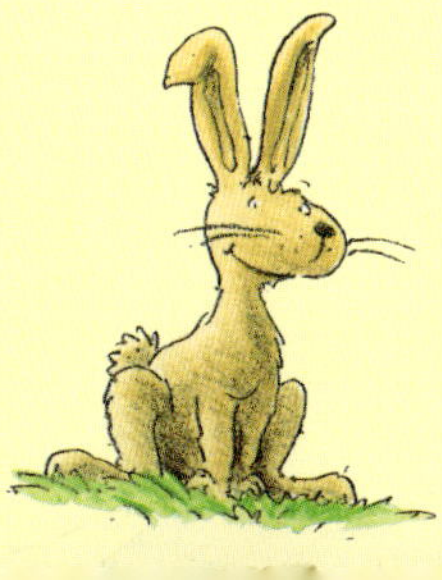

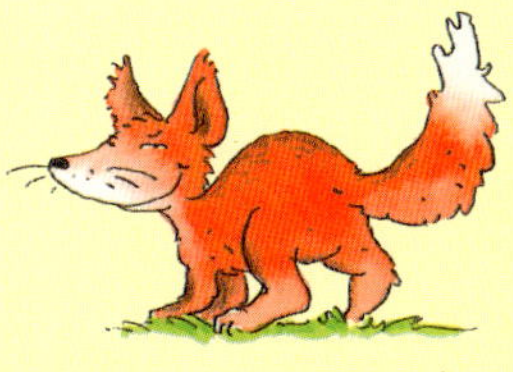

Auf „los“ geht’s los!

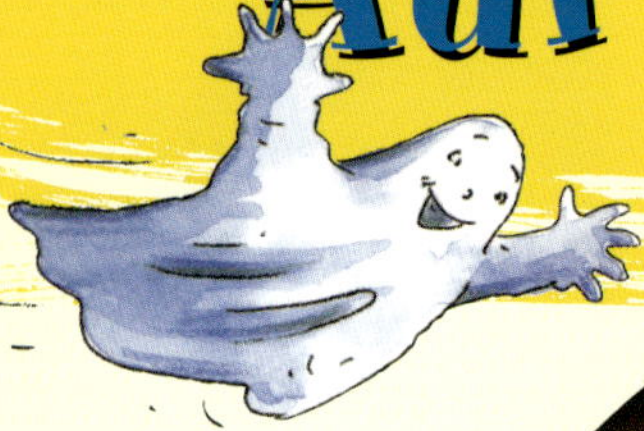

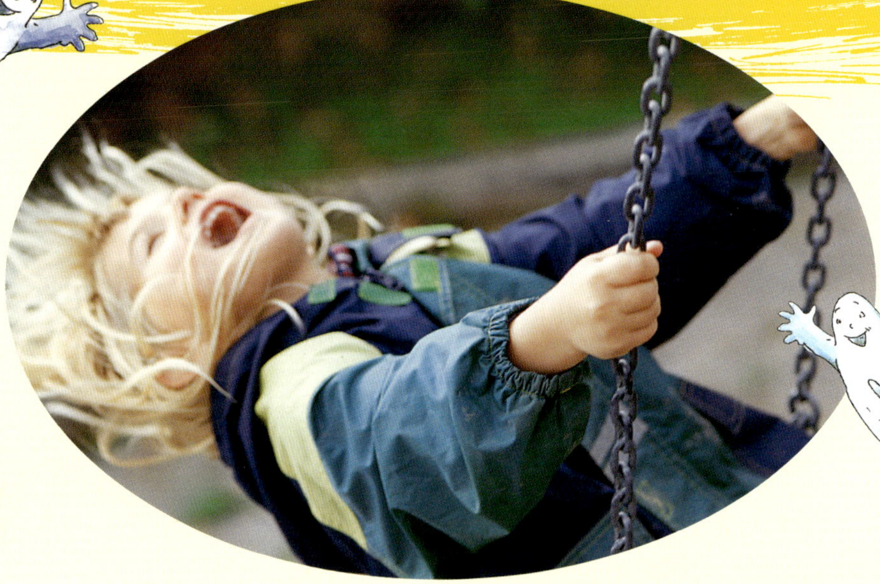

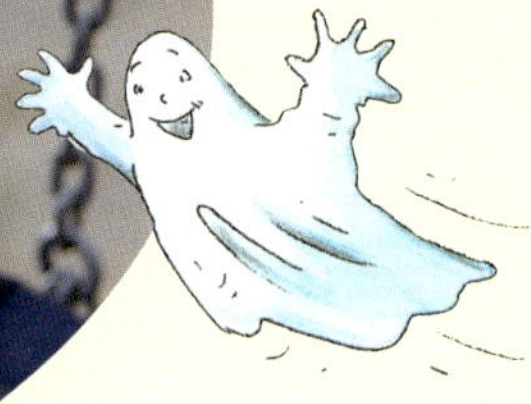

Fett, faul, krank – mit diesen schlimmen Worten charakterisierten Mediziner und Wissenschaftler kürzlich auf einem Kongress den körperlichen Zustand unserer Kinder heute. Hier wüchse eine „Generation Kartoffelsack“ heran, mahnten sie. Das hört natürlich keiner von uns gerne.
Leider haben sie jedoch Recht: Jedes dritte Kind und jeder fünfte Jugendliche ist bereits massiv übergewichtig. Sieben Prozent der Kleinen leiden gar schon unter massiver Fettsucht.
Neben falscher Ernährung ist vor allem der Mangel an Bewegung daran Schuld. Denn eine Tüte „Pommes rotweiß“ beispielsweise kann durch eine ausgelassene Toberei oder eine bewegungsreiche Spielstunde locker ausgeglichen werden. Fehlende Bewegung lässt sich hingegen durch kein Wundermittel der Welt kompensieren.
Zu wenig Bewegung macht aber nicht nur fett, faul und krank, sondern auch dumm. Denn wenn Kindern Bewegung fehlt, kann sich ihr Gehirn nicht richtig ausbilden. Andersherum ausgedrückt: Bewegung macht schlau. Sie ist bei Kindern eine ganz wesentliche Grundlage für die geistige Entwicklung. Kinder haben deshalb von Haus aus einen enormen Bewegungsdrang. Diesem wird jedoch unglücklicherweise durch Fernsehen, Computer und Auto immer öfter und immer früher ein Riegel vorgeschoben. Selbst das Sitzen in Maxi Cosis und Babywippen blockiere schon bei den Kleinsten wichtige Bewegungsimpulse, stellte die Zeitschrift „Eltern for family“ fest.
Und folgerte: Aus Wippensitzern werden oft Stubenhocker. Über die Hälfte aller Kinder spielt heute gar nicht mehr draußen. Wenn Sie Ihre Schützlinge befragen, werden Sie das sicherlich auch feststellen.

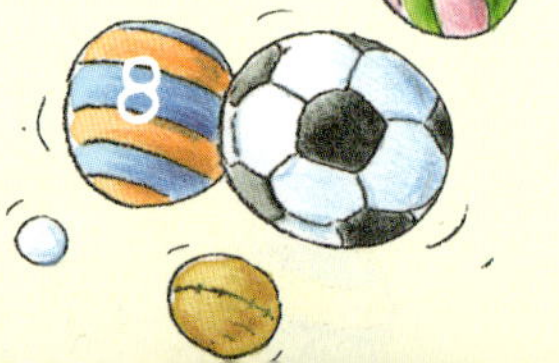

Bewegungsmangel wird von uns Erwachsenen leicht verdrängt

Bewegungsmangel ist eine Krankheit unserer Wohlstandsgesellschaft, die viele gesundheitliche Folgen nach sich zieht. Eigentlich wissen wir das alle. Doch da wir Erwachsenen ebenfalls an dieser Krankheit leiden, verdrängen wir die negativen Folgen nur allzu gerne. In welchem Ausmaß sich zu wenig Bewegung auf die kindliche Entwicklung auswirkt, beginnen wir erst langsam zu begreifen.
Die Bewegungsfähigkeit von Kindern hat in den letzten Jahren rapide abgenommen. Die Folgen für ihre Entwicklung sind gravierend. Bei einem standardisierten Motoriktest für vier- bis sechsjährige Kinder schneiden Kids heute um etwa zehn Prozent schlechter ab als in den 80ern. Sie können schlechter balancieren, klettern, springen und rennen als früher. Eine zunehmende Zahl von Kindern kann nicht mehr rückwärts gehen oder auf einem Bein stehen. Manche können nicht einmal mehr einen Ball fangen.

Bewegung und Spiel helfen dem Gehirn auf die Sprünge

Das Gefühl für die Möglichkeiten und Grenzen des eigenen Körpers erleichtert Kindern aber den Umgang mit der Umwelt und ist unerlässlich für eine gesunde Entwicklung. Sie stoßen sich nicht so schnell und ecken – auch im übertragenen Sinne – nicht so oft an. Bewegung und Spiel stärken nicht nur den Körper, sondern auch die Intelligenz.
Kinder bewegen sich heute oft genau in der Phase ihres Lebens zu wenig, in der zahlreiche wichtige Verbindungen im Gehirn geknüpft und motorische Grundfähigkeiten erlernt werden. „Je mehr Sinne bei einem Kind angesprochen werden, desto zahlreicher und intensiver sind auch die Verschaltungen im Gehirn", erklärt Renate Zimmer, Sportpädagogin von der Universität Osnabrück: „Bereits nach sechs Monaten mit mehr Bewegung schneiden die Kleinen besser ab."
Aber gerade das ist ja auch das Ermutigende: Es ist nie zu spät, um anzufangen. Bewegung lernen Kinder spielend, wenn Sie Ihnen Freiräume schaffen und genügend Anregungen bieten – die sie möglicherweise zu Hause nicht bekommen. Und es verlangt auch Ihnen keine Meisterprüfung ab, Ihre Kinder zu mehr Bewegung zu ermutigen. Natürliche Bewegung ist kein Leistungssport, sondern eine heilsame Kraft in unserem Leben. Bei Kindern zählt sie noch zu den elementaren Bedürfnissen, denn das ganze Leben ist für sie ein einziger Bewegungsanreiz. Die einfachsten Anregungen sind dabei oft die besten: tanzen, klettern, schaukeln, toben, spielen, nachahmen – all das ist ohne großen Aufwand möglich. Sich einfach und fröhlich zu bewegen, ist der Königsweg für Kinder, ihren Körper kennen und mit ihm leben zu lernen, ihre eigenen Grenzen und die ihrer kleinen Welt auszuloten, und Selbstbewusstsein zu entwickeln.

Das lohnt sich, denn Kinder werden durch Bewegung:

- klug,
- stark,
- sinnlich,
- sozial,
- ausgeglichen,
- gut gelaunt,
- sicher,
- harmonisch,
- glücklich.

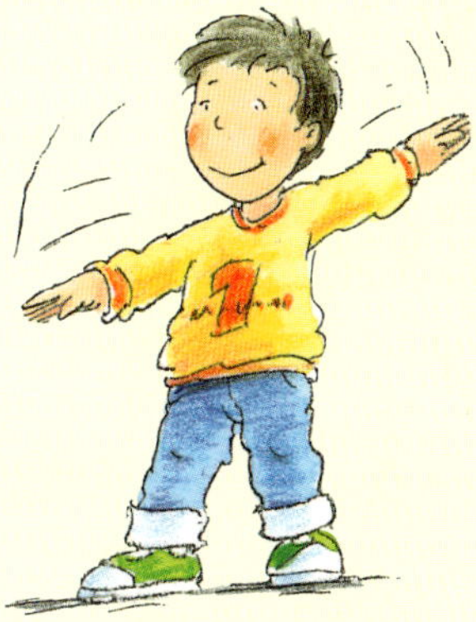

All das wünschen wir unseren Schützlingen schließlich. Also: Auf „los" geht's los!

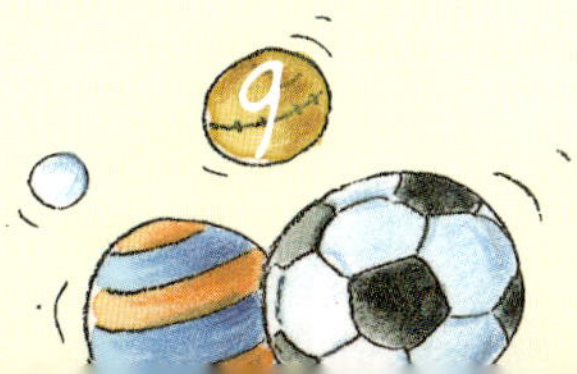

1 Bewegung beschert Glücksgefühle

Herumtollen macht klug

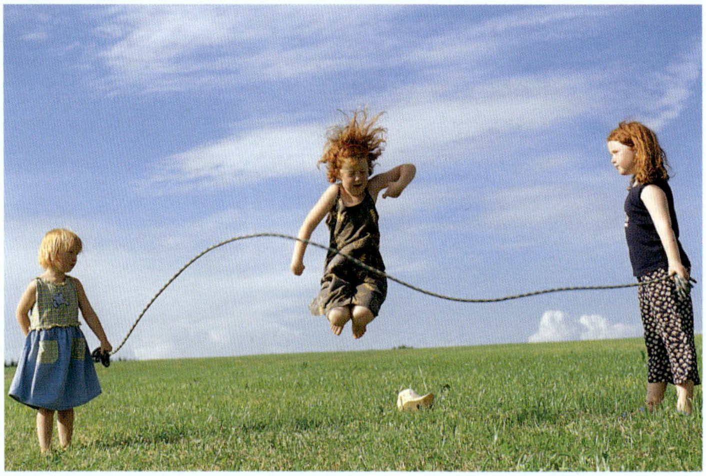

Wenn deutsche Kinder sich mehr bewegen würden, wären sie klüger, besser im Denken und hätten bei PISA besser abgeschnitten – zu dieser Erkenntnis kommen Sportmediziner immer häufiger. Bewegung steigert die Leistung und Lernfähigkeit von Kindern. Je mehr Reize aus dem Bewegungsapparat im Gehirn ankommen, desto besser entwickelt es sich. Die Verknüpfung der Gefühls- mit der Bewegungswelt ist bei Kindern noch sehr eng. Sie nehmen Sinneseindrücke über den ganzen Körper wahr und drücken Gefühle in Bewegungen aus. Körperbeherrschung und motorische Geschicklichkeit fördern nicht nur das Selbstvertrauen, sondern haben einen positiven Einfluss auf die Reifung von Gehirn und Nervenbahnen sowie deren Vernetzung. Wer gut rückwärts laufen kann, hat beispielsweise oft weniger Probleme mit dem Subtrahieren. Wer sich im Raum sicher bewegt, kann sich auch Zahlenräume gut vorstellen.

Bewegung steigert die Intelligenz. Hundert Billionen Verbindungen gibt es zwischen den Milliarden von Nervenzellen im zentralen Nervensystem. Körperliche Aktivität unterstützt diese neuronalen Netze und sorgt bei Kindern dafür, dass sie sich richtig entwickeln können. Drehmoment, Gleichgewicht oder Beschleunigung sind körperliche und gleichzeitig physikalische Grunderfahrungen, die wir uns nur durch Bewegung erschließen können. Das tun Kinder, wenn sie toben, spielen, tanzen. Ohne aufgeschlagene Knie und zerrissene Hosen fehlen ihnen wichtige Erfahrungen – zum Beispiel für Schnelligkeit, Koordination und Geschicklichkeit. Wenn Kinder sich nicht genügend bewegen, entwickeln sie kein Gefühl dafür, was wirklich ist, und können viele wichtige Dinge in ihrem Umfeld nicht richtig einschätzen.

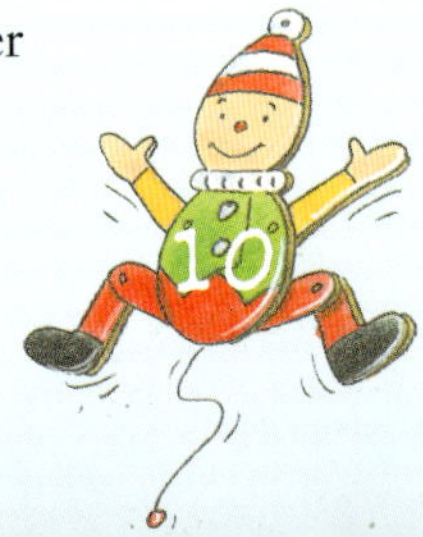

Bewegung hebt die Stimmung

Schon bei Kindern im Kindergartenalter werden heute handfeste depressive Verstimmungen diagnostiziert. Sie leiden unter Ängstlichkeit, Hilflosigkeit, Schüchternheit und Beschwerden wie Bauchweh oder Kopfschmerzen. Diese Symptome sind in aller Regel ebenfalls auf einen Mangel an Bewegung zurückzuführen. Bereits zehn Minuten Bewegung am Tag können die Laune deutlich verbessern. Die allgemeine Vitalität und Stimmung steigt mit dem Ausmaß der Bewegung, denn dabei werden körpereigene Fröhlichmacher – so genannte Neurotransmitter – ausgeschüttet. Das Serotonin etwa bringt gute Laune und mildert Angstgefühle. Noradrenalin stärkt das Selbstbewusstsein und kontrolliert ähnlich wie Dopamin Erregungszustände. Schon ein gemütlicher Spaziergang steigert die Hirndurchblutung um 20 Prozent, verbessert die Sauerstoffversorgung und die Ausschüttung der Glücksstoffe. Wer sich ausreichend bewegt, ist aufnahmefähiger, konzentrierter und wacher. Zudem baut Bewegung schädigende Stresshormone ab.

Bewegung lässt die Nervenverbindungen wachsen

Körperbeherrschung und motorische Geschicklichkeit trainieren nicht nur Muskeln und Koordination, sie haben vor allem auch einen positiven Einfluss auf die Ausreifung des Gehirns und der Nervenbahnen. Damit sich beide optimal vernetzen, müssen Kinder ihren Bewegungsdrang umsetzen können. Ist das nicht der Fall, werden wichtige Verbindungen gar nicht erst aufgebaut. Dabei ist Bewegung für die Kleinen das Natürlichste von der Welt – vorausgesetzt, sie werden von uns Erwachsenen nicht davon abgehalten. Kinder nehmen im Gegensatz zu Erwachsenen ihre Umwelt noch mit dem ganzen Körper wahr. Für sie ist Bewegung deshalb auch eine Art sich auszudrücken, wenn es mit den Worten noch nicht so klappt. Vor allem müssen sie alles ausprobieren, was sie noch nicht kennen: Da muss an Klettergerüsten gebaumelt, durch Pfützen geplatscht, mit Bällen gespielt, auf Brettern balanciert, gehüpft, gelaufen und herumgetobt werden. Dabei ahmen sie auch alles nach, was sie sich in der Welt der Erwachsenen abschauen können. Das ganze Leben bietet ihnen Anreize für Spiel und Bewegung.

Diese Ausrüstung kann Ihnen nützlich sein:

große und kleine Bälle
Springseile
Gummibänder
Hula-Hoop-Reifen
Sandsäckchen
Sprossenwand
Turnmatten
kleine Kästen (Getränkekisten, Archivboxen)
Schaumstoffblöcke
Bierdeckel
Kartons
Decken
Bettlaken
Teppichfliesen
Autoreifen
Eimer

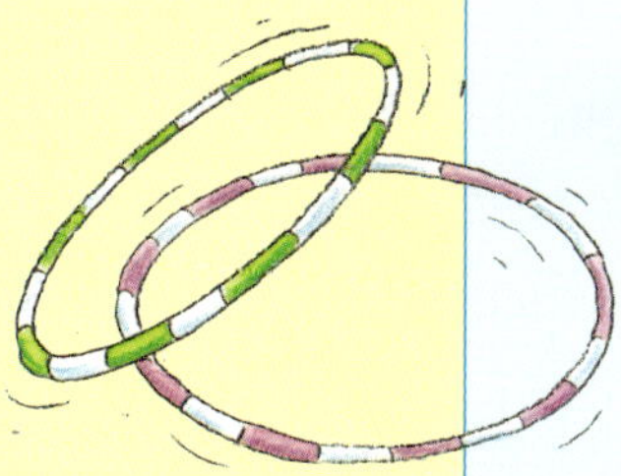

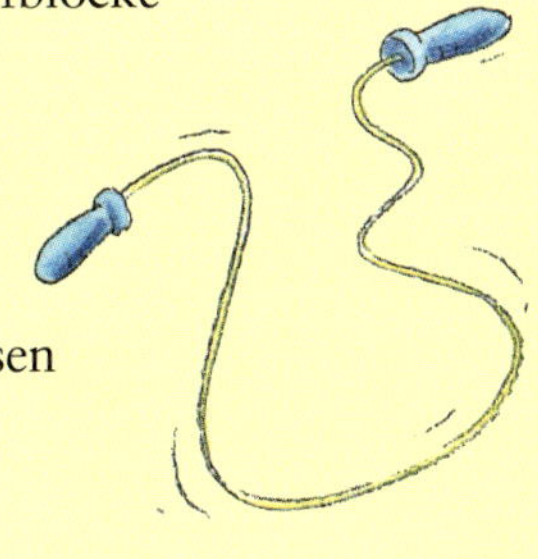

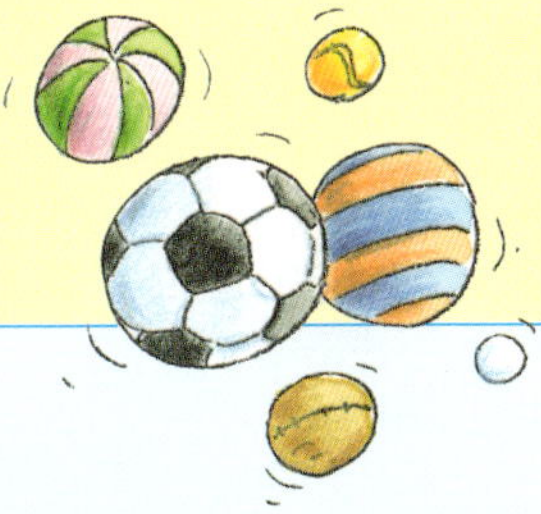

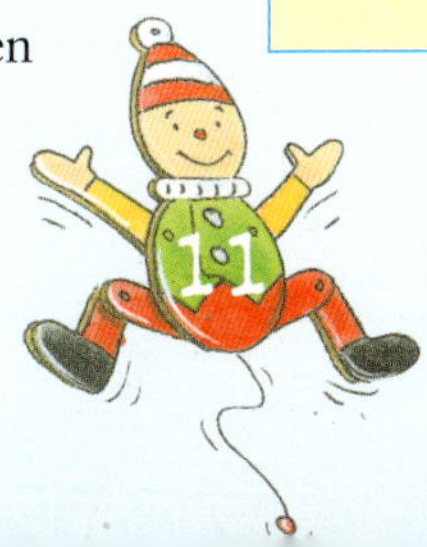

Wie beweglich sind Ihre Schützlinge?

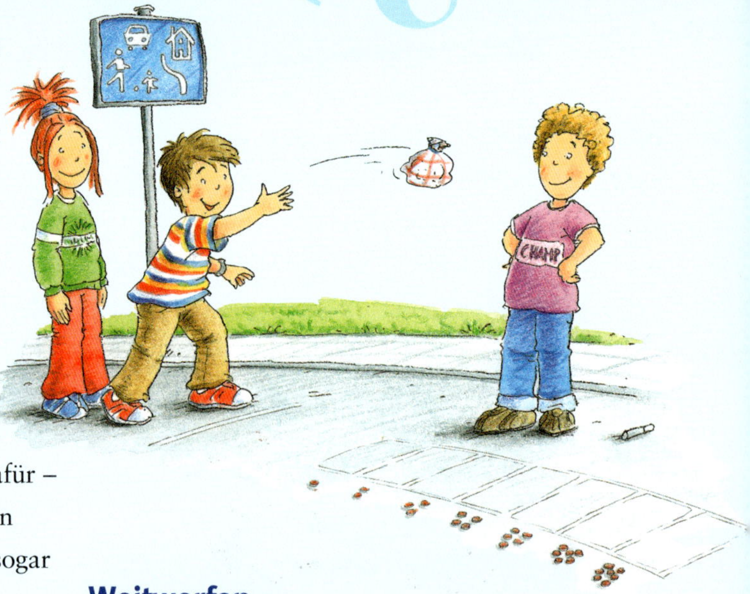

Für diesen Test brauchen Sie nicht viel Zeit. Sie erfahren etwas über Gelenkigkeit, Koordinationsvermögen, Kraft und Ausdauer der Kinder und somit auch über das, was ihnen fehlt. Sie können aus den Spielen auch ein Übungsprogramm zusammenstellen. Nach einer Weile machen Sie den Test noch einmal und stellen Ihren Schützlingen ein Beweglichkeitszeugnis aus, das Sie an der Bewegungswand festhalten. Das sollte natürlich unbedingt ermutigend sein. Vielleicht erfinden Sie eine eigene Bewertung dafür – etwa Marienkäferpunkte, wie sie hier angegeben sind. Diese sollten Sie dann vorher – vielleicht sogar mit den Kindern? – basteln.

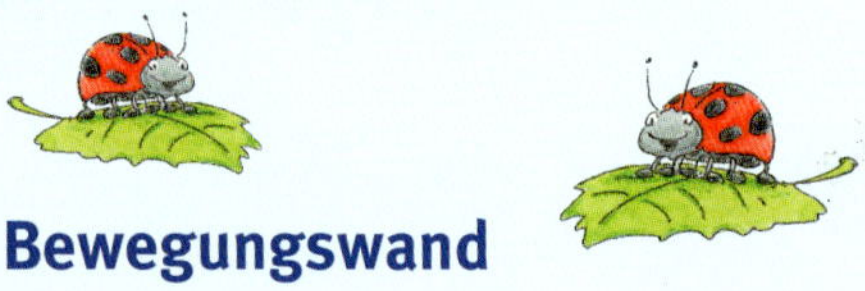

Die Bewegungswand

Sie brauchen größere Mengen Packpapier, das Sie an eine ganze Wand kleben können. Jedes Kind bekommt seine Bahn. Auf dieser werden die wichtigsten Daten des Kindes notiert: Name, Haarfarbe, Augenfarbe, Größe (die muss natürlich regelmäßig neu nachgetragen werden) und das Alter. Hier werden die Marienkäferpunkte für die Bewegungsspiele aufgeklebt. Wichtig ist, dass Verbesserungen deutlich sichtbar werden.

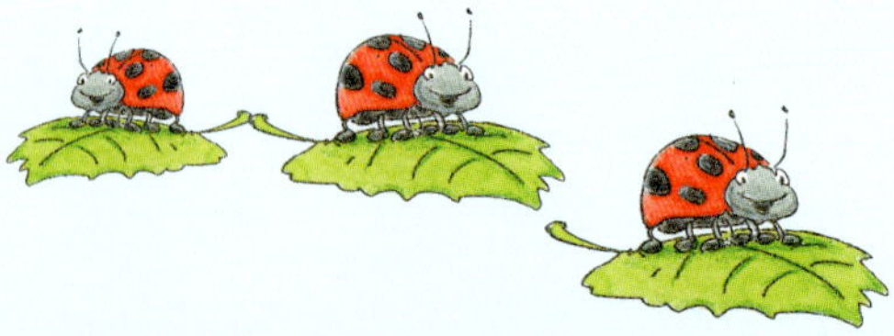

Weitwerfen

Sie brauchen ein Stoffsäckchen, das Sie mit etwa einem Pfund Sand oder Reis füllen (ein Ball würde zu sehr hüpfen). Nun kleben Sie mit Klebeband eine Art Weitwurffeld auf. Es sollte etwa einen Meter breit sein. Kleben Sie eine Startlinie auf. In etwa zwei Metern Entfernung kleben Sie in Abständen von jeweils 30 Zentimetern Querstreifen auf. Neben den ersten legen Sie einen Marienkäferpunkt, neben den zweiten zwei usw. Von der Startlinie aus werfen die Kinder das Säckchen auf die Streifen. Sie bekommen so viele Marienkäferpunkte, wie neben der erreichten Querlinie liegen.

So können die Kinder für das nächste Mal üben: Lassen Sie sie mit Bällen aller Art auf Ziele werfen – auf aufgemalte Kreise oder umgedrehte Eimer. Sie können auch mit kleinen Steinen auf andere Steine werfen oder mit Murmeln spielen.

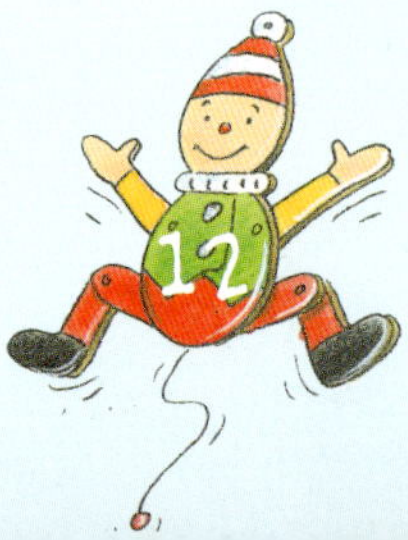

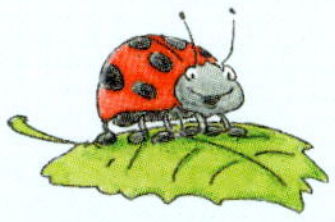

Zehenfangen

Stellen Sie einen Stuhl oder Hocker an die Bewegungswand. An der Wand befestigen Sie eine Marienkäfer-Skala aus Papier von der Oberkante des Stuhlsitzes nach unten verlaufend. Halten Sie den Stuhl fest, damit er nicht nach vorne kippt. Das Kind steht barfuß auf dem Stuhl, die Zehenspitzen vorn an der Kante. Nun bückt es sich und versucht mit durchgedrückten Knien seine Zehenspitzen zu erreichen und über sie hinaus zu gehen. Je weiter es an der Hockerkante vorbei nach unten geht, desto mehr Käferchen gibt es zur Belohnung.

Grundsätzlich können Sie diese Übung – an der Sie die Gelenkigkeit ablesen können – auch auf dem Boden machen lassen, dann müssen Sie sich jedoch eine andere Bewertungsmöglichkeit überlegen.

So können die Kinder für das nächste Mal üben:
Hier helfen Spiele, bei denen Gelenkigkeit gefragt ist, und kleinere gymnastische Übungen wie Rumpfbeugen in der Grätsche oder mit geschlossenen Beinen, im Sitzen oder Liegen die Zehen fangen, auf dem Rücken liegend die Knie umfassen und Schaukel spielen.

Hochhüpfen

Auf eine Wand, die Farbe abbekommen darf (zum Beispiel die Bewegungswand) malen Sie ein Zentimetermaß mit Marienkäfereinteilung: Je weiter es nach oben geht, desto mehr Käfer gibt es.
Die Kinder malen sich die Hände dick mit Kreide an. Jedes Kind kann dabei seine Lieblingsfarbe wählen. Nun stellt sich ein Kind mit geschlossenen Beinen etwa 20 Zentimeter vor die Wand, streckt seinen Arm nach oben aus und markiert mit den Fingerspitzen, wie weit seine Hände reichen. Dann hüpft es aus dem Stand hoch und patscht die farbige Hand darüber an die Wand. Wer seinen Namen schon schreiben kann, schreibt ihn daneben, bei den anderen machen Sie dies. Es können natürlich auch Symbole aufgemalt werden.

So können die Kinder für das nächste Mal üben:
Lassen Sie sie so viel hüpfen, wie sie mögen – etwa beim Hinkepottspielen, beim Gummitwist, beim Hampelmannspiel oder beim Seilhüpfen. Sie können auch jeden Morgen einige Male hochhüpfen und versuchen, die Sonne zu fangen.

Treppenfix

Sie brauchen eine Treppenstufe oder einen Fußschemel. Nun steigen die Kinder auf Stufe oder Schemel, bleiben dort kurz stehen und steigen wieder herunter, so oft, bis sie nicht mehr können. Hier zeigen sich Kondition und Ausdauer des Kindes. Für jeweils fünf Mal gibt es einen Marienkäferpunkt.

So können die Kinder für das nächste Mal üben:
Ausdauer und Kondition bekommen sie allein schon dadurch, dass sie regelmäßig toben und sich bewegen. Kleine Wanderungen, eine Weile mit dem Kinderrad fahren, eine kleine Strecke schwimmen und im Wasser plantschen oder Tick spielen, tun ein Übriges.

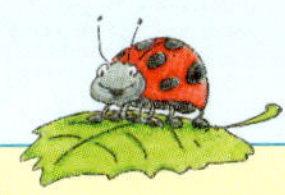

Das Ergebnis dieser Übungen ist natürlich sehr vom Alter abhängig. Aber wenn Sie diesen kleinen Wettbewerb öfter machen, werden die Kinder vor allem ihre Fortschritte bemerken, und das ist das wichtigste Ergebnis.

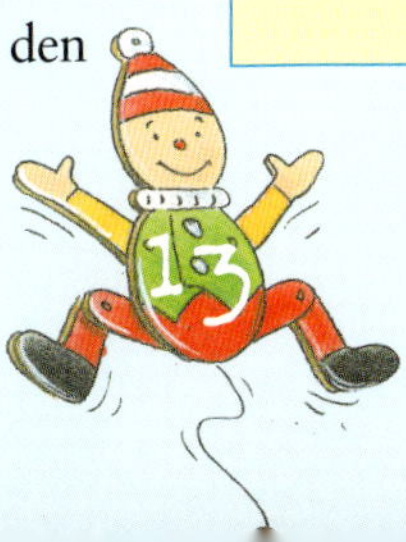

Hand aufs Herz: Wie fit sind Sie selbst?

Mit diesem etwas abgewandelten Test können Sie Ihre eigene Fitness checken, die natürlich auch nicht ganz unwichtig ist für das, was Sie Ihren Schützlingen weitergeben. Sie können diesen Test auch bei einem Ihrer Feste von den Eltern machen lassen. Aber machen Sie sich darauf gefasst, dass die meisten Eltern ebenfalls nicht besonders beweglich sind. Das wird die Kinder jedoch sicher anspornen, ihren Eltern zu zeigen, wie es geht.

Riesenrad

Legen Sie sich auf den Rücken, die Hände flach auf den Boden, die Füße in die Luft (keine „Kerze" machen). Fahren Sie nun eine halbe Minute lang mit den Beinen Rad. Immer dann, wenn ein Bein vollständig „in die Pedale" getreten ist, rechnen Sie sich dafür einen halben Punkt an.

Zehenfangen

Setzen Sie sich nun auf, die Beine geschlossen, die Knie durchgedrückt. Beugen Sie sich langsam nach vorn und versuchen Sie, mit den Händen Ihre Zehen zu fassen. Gelingt es? Können Sie auch noch mit dem Kopf Ihre Knie berühren (bitte ohne Schwung)? Dann können Sie sich 20 Punkte anrechnen. Schaffen Sie es nur, die Zehen einzufangen, bekommen Sie 10 Punkte.

Aktion gerader Rücken

Sie stehen mit geschlossenen Beinen und haben die Arme vor der Brust gestreckt. Gehen Sie nun, ohne den Oberkörper nach vorn zu beugen, nur so weit in die Knie, dass Sie mit dem Po nicht die Waden berühren. Dann wieder nach oben. Wichtig ist, dass der Rücken gerade bleibt. Eine halbe Minute sollte diese Übung dauern. Jede Kniebeuge bringt Ihnen einen Punkt.

Ganz schön aufgesetzt

Sie liegen wieder auf dem Rücken, die Hände im Nacken verschränkt. Die Füße können Sie unter einen Sessel oder einen Schrank klemmen, damit Sie nicht wegrutschen. Noch besser ist es aber, wenn Sie versuchen, die Füße ohne Hilfsmittel am Boden festzuhalten. Ihre Beine dürfen bei dieser Übung nicht durchgestreckt sein, halten Sie sie leicht angewinkelt. Setzen Sie sich aus dieser Lage immer wieder auf, wobei Sie einen Winkel von 45° nicht überschreiten. Sie haben wieder eine halbe Minute Zeit. Jedes Mal, wenn Sie aufsitzen, bekommen Sie einen Punkt.

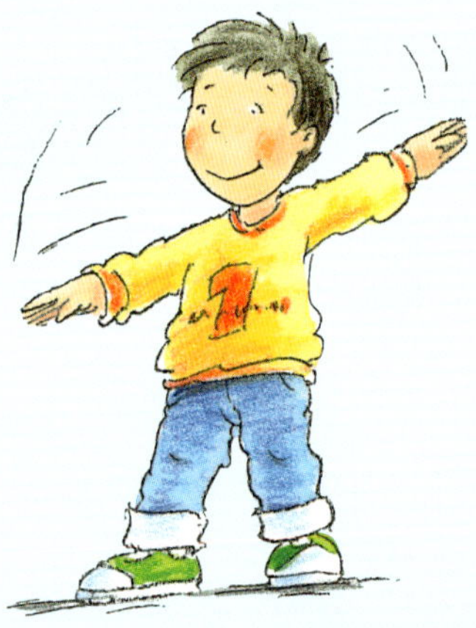

Windpower

Diese Übung ist eine reine Geschicklichkeitsübung, sie ist allerdings nicht ganz einfach. Stellen Sie sich mit leicht gespreizten Beinen hin und strecken Sie die Arme senkrecht in die Luft. Starten Sie nun

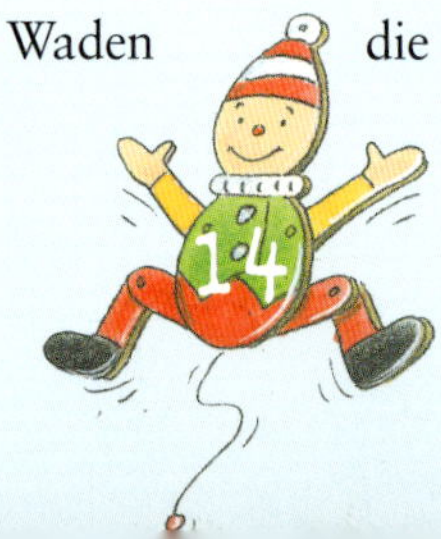

mit dem rechten Arm Kreisbewegungen nach vorn, als würden sie im Wasser kraulen. Gleichzeitig drehen Sie mit dem linken Arm Kreisbewegungen nach hinten wie beim Rückenschwimmen. Nach 15 Sekunden wechseln Sie die Richtung. Gelingt Ihnen diese Übung problemlos, ernten Sie 20 Punkte, ist es nicht so toll, immerhin noch 10.

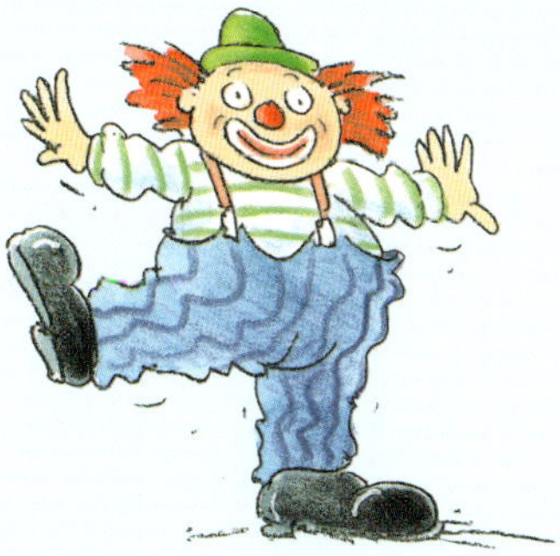

Fliegengewichte

Sie brauchen zwei etwa gleich schwere Bücher oder zwei Liter Milch im Tetrapack. Sie liegen auf dem Boden, in jeder Hand ein Buch. Die Arme strecken Sie vom Körper weg. Die Bücher werden nun mit fast durchgestreckten Armen oben über der Brust zusammengeführt und wieder in die Ausgangslage gebracht – ohne dass sie den Boden berühren. Das Ganze dauert wieder eine halbe Minute. Für jedes Mal, wenn sich die Bücher über Ihrer Brust treffen, gibt es einen Punkt.

Beinschere

Setzen Sie sich auf den Boden und verschränken Sie die Arme vor der Brust. Heben Sie die durchgestreckten Beine etwas an. Verlagern Sie Ihr Gleichgewicht dabei leicht nach hinten. Nun scheren Sie das linke Bein unter das rechte und dann das rechte unter das linke. Eine halbe Minute durchhalten, jede Schere gibt einen Punkt.

Auswertung

Tragen Sie nun Ihre Punkte in diese Tabelle ein. Zum Vergleich finden Sie in Klammern ein Ergebnis, das optimal ist.

Riesenrad	(25)
Zehenfangen	(20)
Aktion gerader Rücken	(20)
Ganz schön aufgesetzt	(20)
Windpower	(20)
Fliegengewichte	(25)
Beinschere	(40)
Gesamt:	(170)

Über 165 Punkte: Hervorragend, Sie sind topfit und ein prima Beispiel für die fittesten unter Ihren Schützlingen. Wahrscheinlich treiben Sie privat regelmäßig Sport und können den Kindern eine Menge Anregungen mit auf den Weg geben.

Von 50 bis 164 Punkte: Sie können durchaus mit sich zufrieden sein, ein wenig mehr Fitness würde allerdings Ihrer eigenen Gesundheit nicht schaden. Sie können Ihre Fitness allein dadurch steigern, dass Sie diese Testübungen regelmäßig machen.

Weniger als 50 Punkte: Sie sind offenbar an einem schwachen Punkt erwischt worden, nicht wahr? Leider sind Sie so kein gutes Vorbild für Ihre Kleinen und tun auch Ihrer Gesundheit keinen Gefallen. Tun Sie etwas für sich selbst – sei es schwimmen, Rad fahren, wandern oder laufen. Oder machen Sie diese Testübungen regelmäßig.

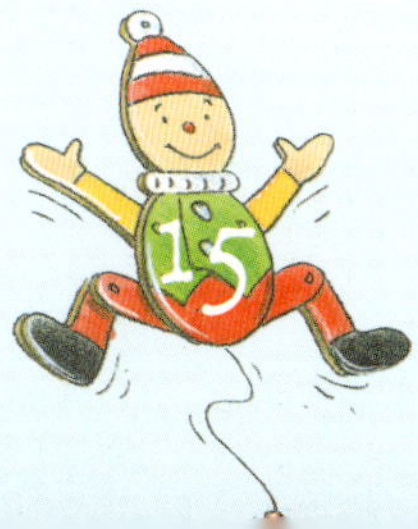

Kombi-Pack für das Gehirn: gesunde Ernährung und ausreichend Bewegung

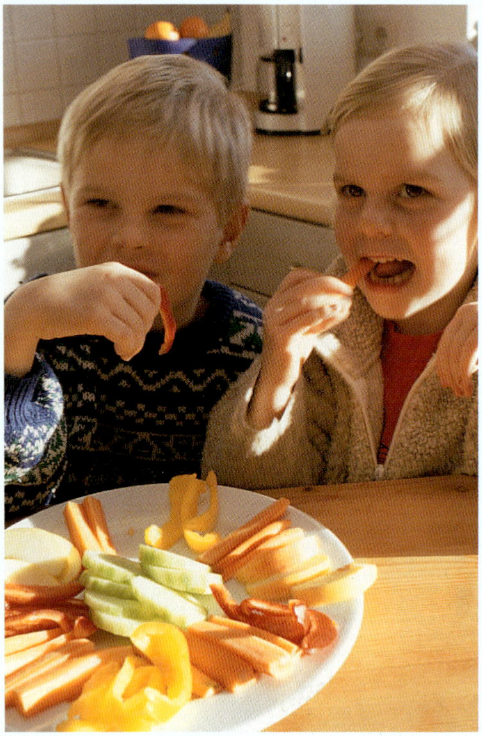

Jedes dritte Kindergartenkind ist zu dick. Bei der Einschulung sind bereits 70 Prozent der Kinder fehlernährt. Beängstigend ist, dass 40 Prozent der Kinder ihr Wissen über die Ernährung aus der Fernsehwerbung erfahren. Doch gerade die Lebensmittel, bei denen Kinder als Zielgruppe umworben werden, wie Milchschnitten, Müsliriegel oder Snacks, enthalten besonders viele Kalorien und wenig Nützliches. Auch Pizza, Hamburger, Pommes und süße Getränke führen zu einer negativen Bilanz. Werden schwer übergewichtige Kinder nicht behandelt, erkranken viele von ihnen an Krankheiten, die normalerweise nur alte Leute bekommen – beispielsweise an Altersdiabetes. Experten befürchten, dass bei Kindern eine Diabeteslawine mit epidemischen Ausmaßen auf uns zurollt, die weitere schwere Erkrankungen im Schlepptau hat. Gang und gäbe sind bei Kindern schon heute Bluthochdruck, schlechte Blutfettwerte sowie Herz- und Kreislaufprobleme. Amerikanische Studien ergaben, dass bereits im Alter von fünf bis acht Jahren die Grundsteine für eine spätere Arteriosklerose oder einen Herzinfarkt gelegt werden. Natürlich nehmen durch das Gewicht auch Gelenk- und Skelettschäden zu. 80 Prozent der Kinder klagen über Kopf- und 40 Prozent über Rückenschmerzen, die Hälfte hat Konzentrationsstörungen.

Die Lage ist so dramatisch, dass Experten sogar eine rückläufige Lebenserwartung prophezeien. Auch das Verbraucherministerium hat den Kampf gegen Übergewicht und Bewegungsmangel bei Kindern aufgenommen. Ernährungserziehung soll nun schon im Kindergarten beginnen. Denn je früher falsches Verhalten verändert wird, umso besser sind die Chancen.

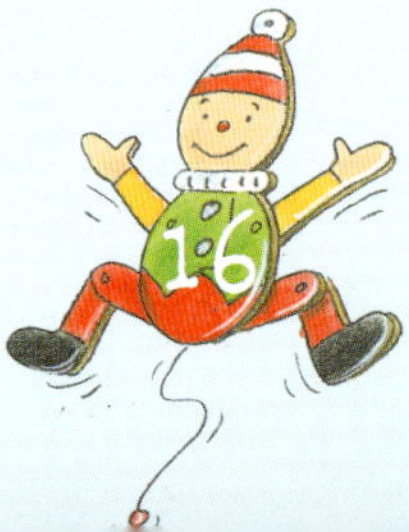

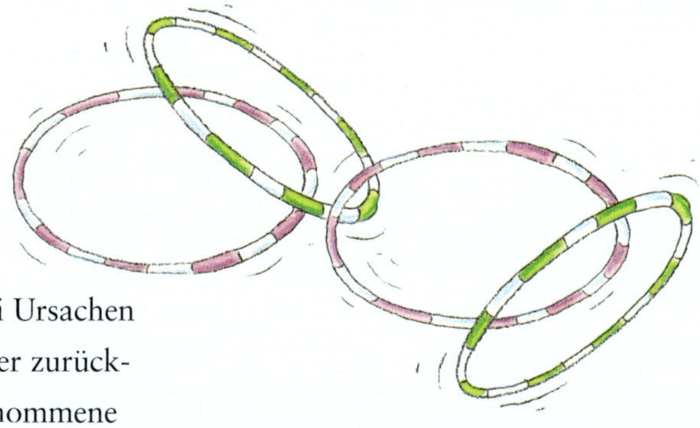

Kämpfen Sie mit gegen Speckröllchen und Co

Zu viel, zu fett, zu süß – auf diese drei Ursachen lässt sich das Übergewicht vieler Kinder zurückführen. Die durch die Nahrung aufgenommene Energie wird zum einen als Brennstoff für das Funktionieren des Körpers gebraucht, zum anderen als Betriebsstoff für unsere Muskeln und zur Regulierung unseres Wärmehaushalts. Wenn sich ein Missverhältnis zwischen Energieaufnahme und Energieverbrauch entwickelt, zeigt sich das an Speckröllchen und Übergewicht. Da oft in der ganzen Familie von übergewichtigen Kindern falsche Ernährungsgewohnheiten und passive Freizeitbeschäftigung vorherrschen, wird der Leidensdruck der Kinder häufig nicht rechtzeitig erkannt. Mit oberflächlichen Diät-Empfehlungen ist es da nicht getan. Die Ernährung muss meist komplett umgestellt werden. Und vor allem die Bewegung sollte gesteigert werden. Denn sie verbrennt Fett und sorgt für den Aufbau der Muskelmasse. Mehr Muskelmasse wiederum bedeutet mehr Fettverbrennung. Auch Laufen, Hüpfen und Toben verbrauchen Energie.
Wenn Sie in Ihrer Kindergruppe übergewichtige Kinder haben, sollten Sie mit den Eltern so oft es geht darüber sprechen. Vielleicht können Sie mit einer Krankenkasse kooperieren und mit einem Ernährungsexperten einen Vortragsabend veranstalten oder Tage der gesunden Ernährung einführen, an denen gemeinsam gekocht und gegessen wird. Auch die Bewegung sollte an diesen Tagen natürlich nicht zu kurz kommen.

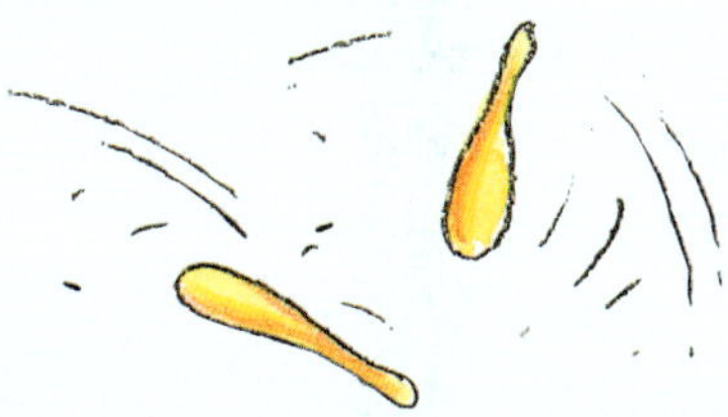

Gutes Essen ist unser Treibstoff

So wie ein Auto Benzin tanken muss, brauchen wir regelmäßig Nahrung. Das Geheimnis gesunden Essens ist ganz einfach:

- Davon brauchen Ihre Kinder viel:
  Obst, Gemüse, Salat, Hülsenfrüchte, Nüsse, Kartoffeln, Vollkornbrot, Spaghetti, Milch, Jogurt, Quark, mageres Fleisch und Fisch.
- Davon brauchen sie wenig:
  fettes Fleisch, fette Wurst, fetter Käse, Pommes mit Ketchup oder Mayo, Pizza, Süßigkeiten, Kuchen, Weißmehl- und Fertigprodukte.
- Zusätzliche Vitaminpillen machen Kinder nicht klüger.
- Wichtig ist auch, dass Kinder mindestens einen halben bis einen Liter Flüssigkeit täglich zu sich nehmen. Zu wenig Trinken beeinträchtigt die Denkfähigkeit.
- Wer sich ansonsten vernünftig und ausgewogen ernährt, darf auch mal sündigen.
- Die wichtigste Regel:
  Wer sich viel bewegt, darf mehr essen. Das sorgt dafür, dass die Kinder die nötigen Vitalstoffe erhalten und spendet Lebensfreude.

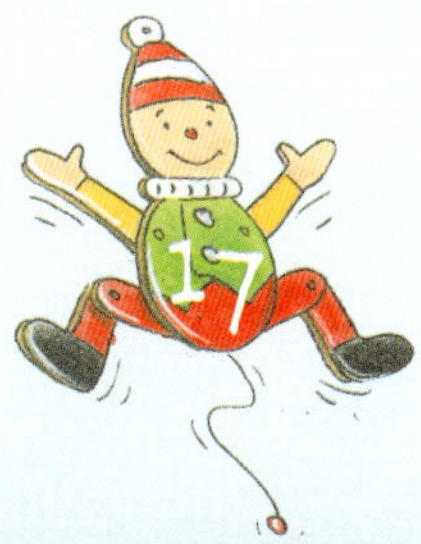

Herausholen, 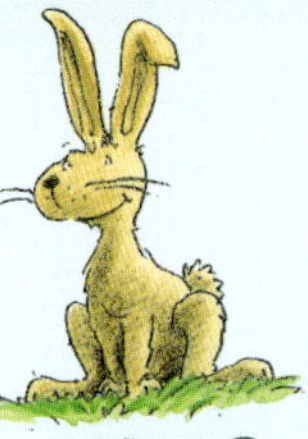 was drin steckt

Eine spezielle Bewegungslehre, die auch Kindern nützlich sein kann, ist die so genannte Edukinesthetik. Die Bezeichnung ist abgeleitet vom lateinischen „educere“ für „herausholen“ und vom griechischen „kinesis“ für „Bewegung des menschlichen Körpers“. Die Methode will helfen, die nicht genutzten Potenziale und Fähigkeiten des Gehirns durch Bewegungsübungen „herauszuholen“.
Dabei geht sie von folgender Überlegung aus: Das Gehirn des Menschen besteht aus zwei Hälften. Jede hat ihren eigenen Aufgabenbereich. Dennoch müssen beide miteinander vernetzt sein, damit Geist und Körper harmonieren. Verbunden sind die beiden durch ein Bündel von Nervenfasern, das als Tauschbörse zwischen den beiden Gehirnhälften dient. Diese Schaltstelle wird durch Bewegungen gezielt gefördert. Beim Krabbeln etwa lernen Kinder spontan, den rechten Arm und das linke Bein gleichzeitig zu bewegen und damit beide Gehirnhälften zu fordern. Bei dieser „Überkreuz-Bewegung“ lernen die beiden Gehirnhälften, harmonisch zusammenzuarbeiten. Der Austausch zwischen linker und rechter Gehirnhälfte zeigt sich am deutlichsten beim Gehen: Geht das linke Bein nach vorn, pendelt der rechte Arm nach vorn.

Krabbelkinder

Lassen Sie die Kinder einige Minuten im Kreis einfach darauf loskrabbeln und beobachten Sie, ob bei allen Kindern die Bewegungen über Kreuz klappen. Der Kopf wird automatisch in Richtung des Arms gedreht, der sich vorne befindet. Dabei werden beide Gehirnhälften gleichzeitig aktiviert und die Koordination beider Körperhälften harmonisiert. Das plastische Sehen wird verbessert und damit die Bewegung im Raum.

Überkreuz

Die Kinder legen sich auf den Rücken, Kopf und Knie sind leicht angehoben. Nun berühren sie abwechselnd mit der einen Hand das gegenüberliegende Knie und umgekehrt. Beide Gehirnhälften werden aktiviert, die Bauchmuskeln trainiert, die Wirbelsäule entspannt und die Konzentration verbessert.

Diese Über-Kreuz-Bewegung lässt sich auch beim Tanzen üben:
Stellen Sie eine schöne Musik an und lassen Sie die Kinder tanzen. Dabei sollen sie abwechselnd mit der linken Hand das rechte Knie und mit der rechten Hand das linke Knie berühren.

Tipp:
Bei all diesen Übungen können Sie an gegenüber liegenden Armen und Beinen gleichfarbige Punkte anbringen. Also beispielsweise linker Arm, rechtes Bein grüner Farbklecks, rechter Arm, linkes Bein roter Farbklecks.

Hochkonzentriert

Die Kinder setzen sich im Schneidersitz auf den Boden und atmen ein paar Mal ganz tief durch. Die Augen sind geschlossen. Nun strecken sie die Arme waagerecht vom Körper weg und führen ganz langsam die Fingerspitzen der linken mit denen

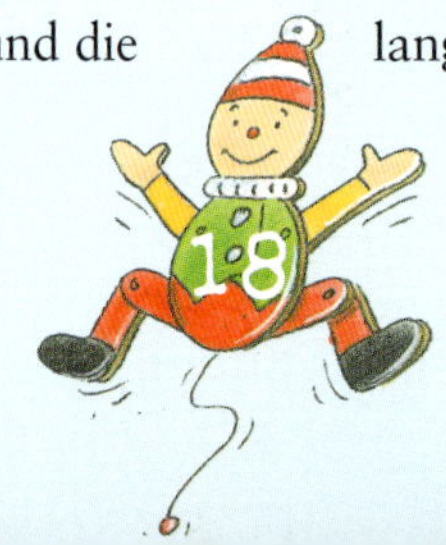

der rechten Hand über dem Bauchnabel zusammen. Dabei atmen sie tief durch und denken an etwas Schönes – etwa an das Aufblitzen der Lichter in einer Zirkusmanege. Durch diese Übung werden die Kinder ruhig und selbstbewusst, ihre Konzentration wird gefördert.

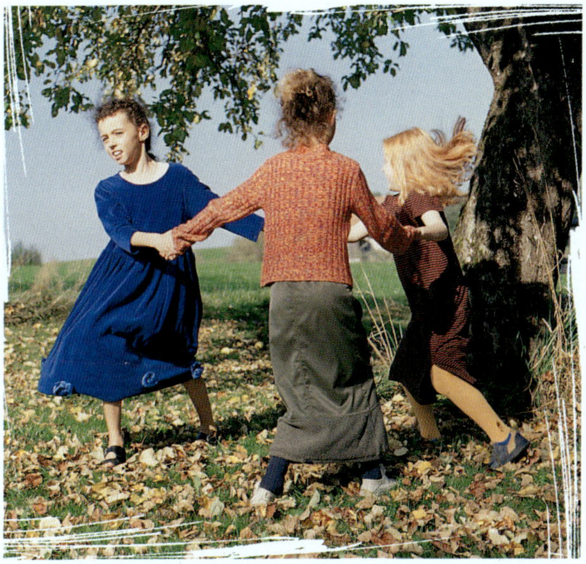

Brüderchen, komm, tanz mit mir

Die Kinder bilden Paare und stehen sich gegenüber. Sie halten sich an den Händen und tanzen miteinander. Dabei führen sie die genannten Tanzbewegungen aus. Dann wechseln die Paare und der Tanz beginnt von vorn.

Brüderchen, komm, tanz mit mir,
beide Hände reich ich dir.
Einmal hin, einmal her,
rundherum, das ist nicht schwer.

Mit dem Köpfchen nick, nick, nick.
Mit den Fingerchen tick, tick, tick.
Einmal hin, einmal her,
rundherum, das ist nicht schwer.

Mit den Füßchen trapp, trapp, trapp.
Mit den Händchen klapp, klapp, klapp.
Einmal hin, einmal her,
rundherum, das ist nicht schwer.

Ei, das hast du fein gemacht,
ei, das hätt' ich nicht gedacht.
Einmal hin, einmal her,
rundherum, das ist nicht schwer.

Volksgut

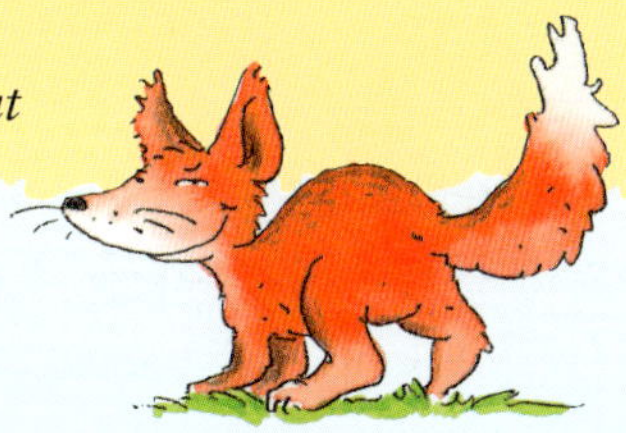

Bewegung beginnt zu Hause

In einer Studie wurde nachgewiesen, dass in Kindergärten ohne körperliche Aktivitäten die Zahl der Unfälle um die Hälfte höher liegt. Deswegen soll nach dem Willen der Unfallkassen vor allem auch in Kindergarten und Grundschule Bewegung gezielt gefördert werden. Doch diese Bemühungen fruchten wenig, wenn den Kindern zu Hause in ihrer Freizeit die motorische Aktivität fehlt und sie viel vor der Flimmerkiste hocken. Deswegen brauchen vor allem auch die Eltern Hilfe in Sachen Bewegung.
Laden Sie die Eltern zu Bewegungsstunden ein und erklären Sie Ihnen die Wichtigkeit von regelmäßigem Toben und Spielen an der frischen Luft für die Entwicklung des Gehirns.

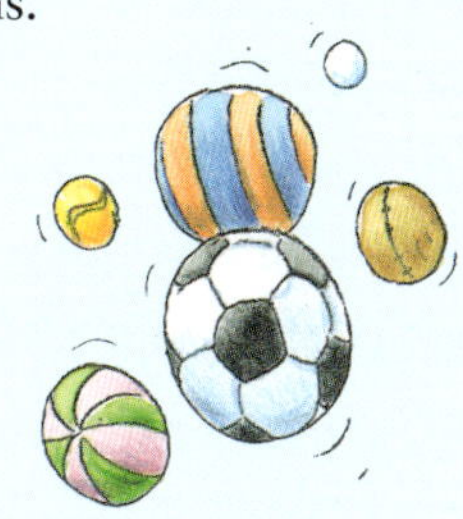

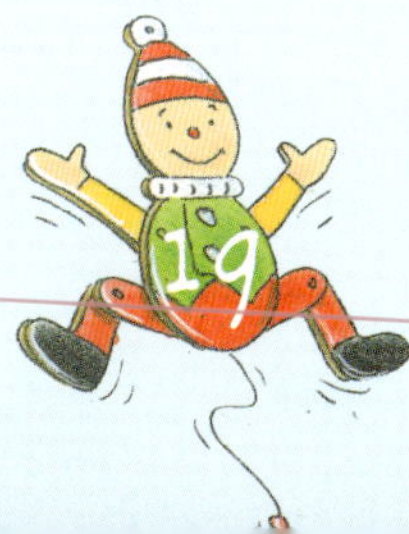

2 Bewegung schenkt Harmonie

Immer schön im Gleichgewicht

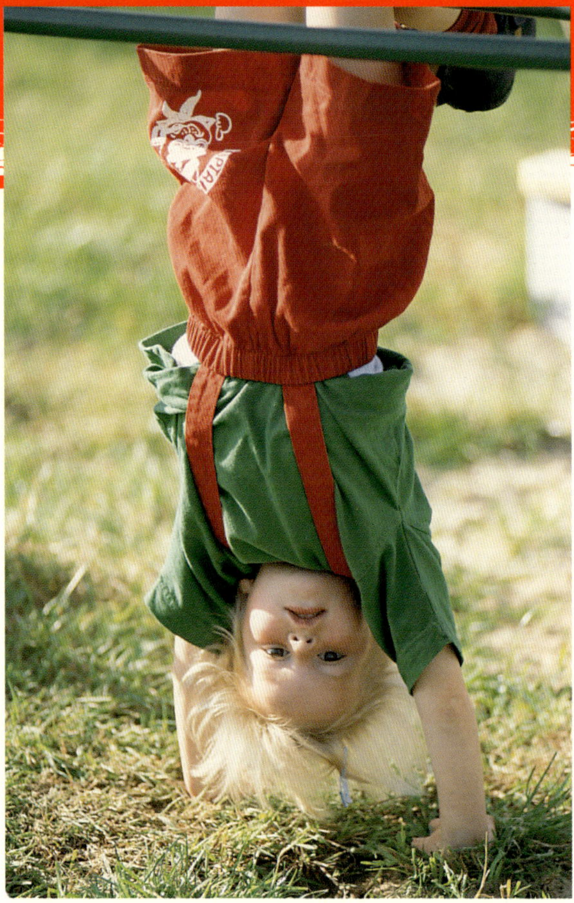

Alle Kinder schaukeln gern. Jede Mutter versucht, ihr Baby durch Schaukelbewegungen zu beruhigen. Generationen von Kindern wurden in ihren Wiegen in den Schlaf geschaukelt. Das gute alte Schaukelpferd hilft Kindern, Druck und Anspannung wegzuschaukeln. Warum ist das so? Forscher haben herausgefunden, dass Babys, die viel geschaukelt werden, sich rascher und besser entwickeln als andere. Sie nehmen schneller zu, hören und sehen eher und schlafen besser. Erfahrungen von Kinderpsychologen zeigen, dass Frühchen sich ebenfalls besser entwickeln und besser lernen, ihre Bewegungen zu koordinieren, wenn sie durch Schaukeln, Rollen und Bewegungsübungen gefördert werden. Die feinen Schaukelbewegungen scheinen dem Gehirn einerseits beim Lösen von Aufgaben zu helfen, andererseits wirken sie beruhigend. Sie bringen die Seele in einen ausgewogenen Zustand.

Schaukeln stimuliert das vestibuläre System, das sich im Gehirnstamm befindet. Es ist eng mit dem Kleinhirn und dem Innenohr verbunden, in dem sich das Gleichgewichtsorgan befindet. Es wird immer deutlicher, wie wichtig dieses für die körperliche und geistige Entwicklung ist. Der Gleichgewichtssinn sorgt dafür, dass Kinder lernen, ihre Bewegungen zu koordinieren, ein positives Körpergefühl entwickeln und das Denk- und Konzentrationsvermögen ausbauen können.

Das Gleichgewichtsorgan „sagt" den Muskeln, wie sie sich bewegen sollen. Vor dem Gleichgewichtsorgan liegen drei mit Flüssigkeit gefüllte Röhrchen, die Bogengänge. Sie helfen dem Körper, das Gleichgewicht zu halten, denn sonst würden wir dauernd umfallen. Jeder Bogengang ist für eine Bewe-

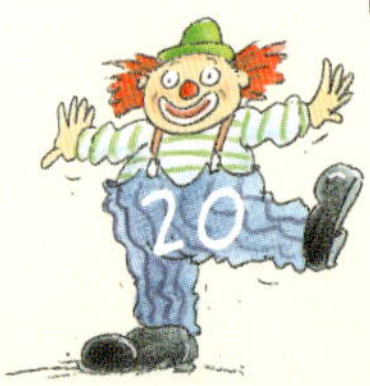

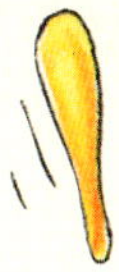

gungsrichtung verantwortlich: vorwärts, rückwärts, seitwärts.
Das können Sie mit den Kindern ausprobieren: Beugen wir uns nach vorne, nach hinten oder zur Seite, gerät die Flüssigkeit in Bewegung und signalisiert dem Gehirn, dass der Körper seine Lage verändert hat. Die Bogengänge lassen sich jedoch auch in die Irre führen, beispielsweise wenn wir uns schnell im Kreis drehen. Hören wir abrupt damit auf, wirbelt die Flüssigkeit noch weiter und wir haben das Gefühl, dass sich alles dreht. Davon wird uns schwindelig. Deswegen ist uns auf dem Jahrmarkt nach dem Karussellfahren auch erst mal ordentlich schwindelig.

In der Umgebung der Kinder sollte es deshalb eine Reihe von Möglichkeiten geben, zu schaukeln und den Gleichgewichtssinn zu unterstützen. Lassen Sie Ihre Kinder immer wieder Bewegungsübungen ausführen wie Drehen, Seiltanzen, Balancieren, Überschläge, Purzelbäume und Rollen. Sie trainieren den Gleichgewichtssinn, die Harmonie von Bewegungen und das Wohlbefinden und fördern die Entwicklung des Gehirns.
Forscher haben übrigens sogar die Vermutung untermauert, dass Kinder eine angeborene Schaukellust mitbringen, um damit intuitiv ihre eigene Entwicklung zu fördern.

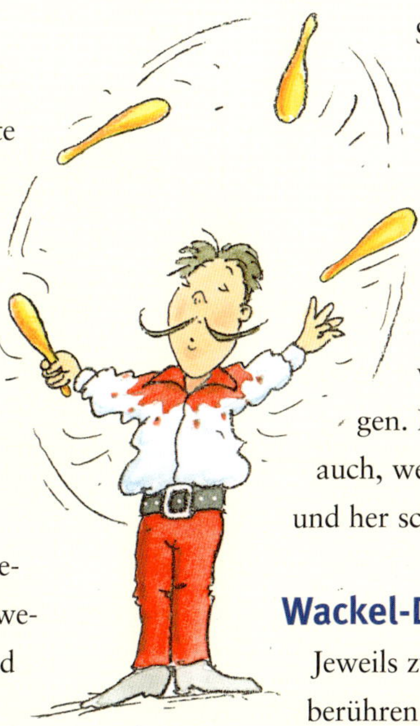

Alle Vögel fliegen gern

Fliegspiele gehören wohl auch deshalb zu den beliebtesten ersten Spielen. Wenn Mama und Papa ihr Kind durch die Luft wirbeln und „Helikopter fliegen“ lassen oder es einfach wie ein Pendel hin und her schwingen, ist das Vergnügen meist groß. Diese Fliegspiele bringen den Kindern zudem noch Selbstvertrauen, weil sie lernen, dass sie sich auf Mama und Papa verlassen können. Denn anfangs fürchten sich die meisten Kinder vor Höhe und Geschwindigkeit. Doch das gibt sich schnell und mit jedem Zentimeter Höhe bekommen sie Lust auf mehr. Damit wird der Grundstein für ein stabiles Selbstvertrauen gelegt.
Natürlich können Sie ebenfalls mit den Kindern Karussell spielen, indem sie das Kind an Händen und Füßen packen und es kreisen lassen. Ist Ihr Platz beengt, packen Sie das Kind unter den Achselhöhlen und lassen es wie ein Uhrpendel hin und her schwingen. Das funktioniert bei kleinen Kindern auch, wenn Sie sie an den Füßen packen und hin und her schaukeln.

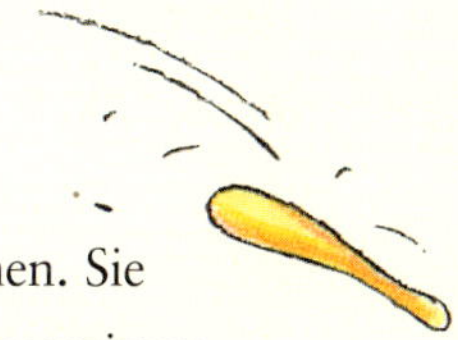

Wackel-Dackel-Tanz

Jeweils zwei Kinder tanzen zusammen. Sie berühren sich nur an allen zehn Fingerspitzen, dabei zappeln und wackeln sie wie ein altes Klapper-Skelett oder wie ein Wackel-Dackel. Das hört sich einfach an, erfordert aber viel Konzentration und gibt manchen Anlass zum Lachen. Die Kinder können sich auch an anderen Körperstellen berühren: mit dem Po, der Nase, den Knien, den Bäuchen (das ist besonders lustig) und dem Rücken.

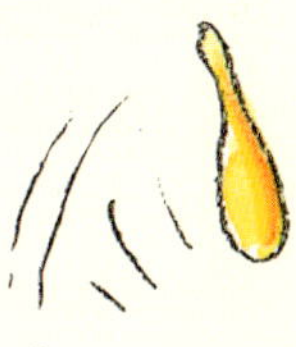

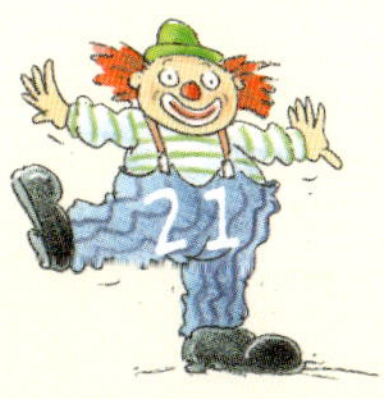

Von brüllenden Löwen und tanzenden Elefanten

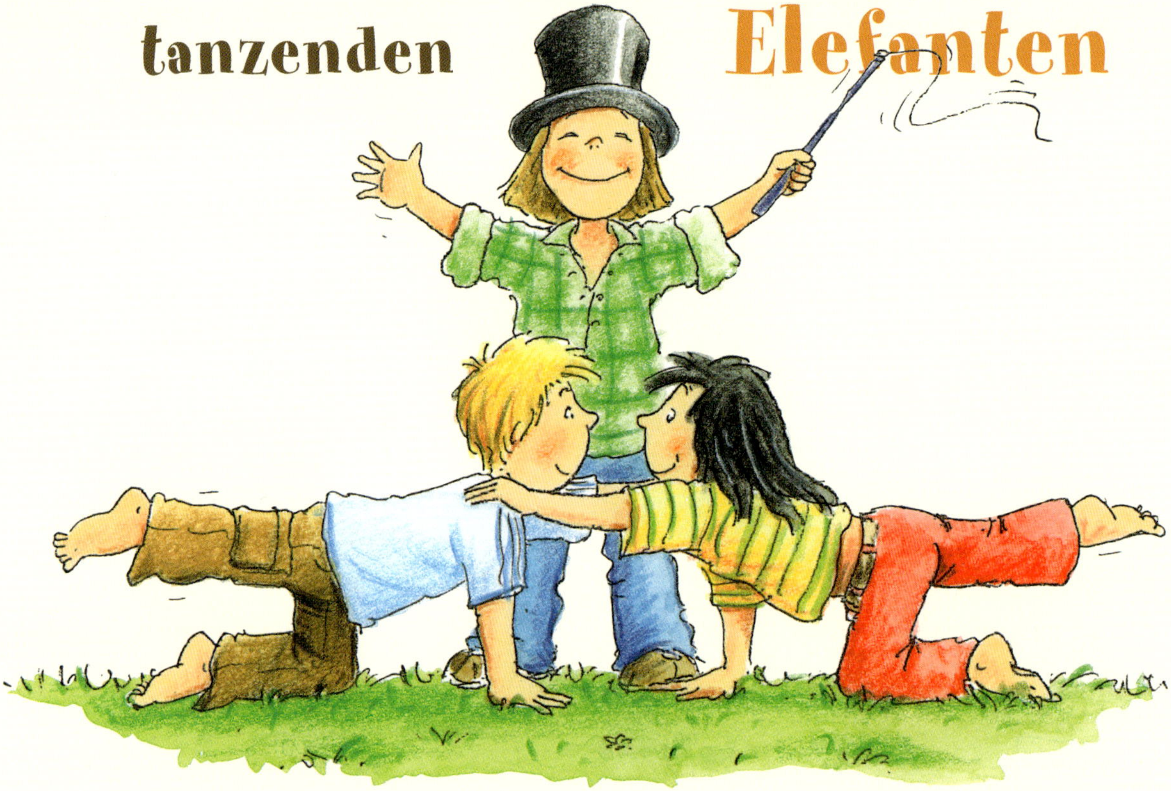

Spielerische Bewegung, Bewegung im Spiel muss Spaß machen und darf nicht erwachsen aufgesetzt als „Training“ daherkommen. Der Zirkus bietet mühelos einen thematischen Rahmen, in dem es viele Möglichkeiten gibt, sich im Spiel und mit einer „wichtigen Aufgabe“ zu bewegen, denn zu einem richtigen Zirkus-Programm gehören viele Dinge: balancieren, klettern, schaukeln, Ringe werfen, Tiere zähmen, springen, jonglieren, mit Bällen und Tüchern zaubern, einen Clown spielen.
Die regelmäßige Übung spielt hierbei eine wichtige Rolle – vor allem wenn am Ende vielleicht eine richtige kleine Zirkusaufführung für die Eltern stehen soll.

Im Kinderzirkus findet jedes Kind eine Aufgabe, die zu ihm passt: Clown, Tierdarsteller, Dompteur, Zauberer, Seiltänzer und Jongleur – alle sind für ein zünftiges Zirkusprogramm willkommen. Überlegen Sie gemeinsam, wer was machen kann. Welche Zirkusnummern kommen in Frage? Hat jemand schon eine Idee, was er machen möchte? Sie als Zirkusdirektorin bestimmen, was ins Programm kommt – auch wenn Sie die Anregungen der Kinder natürlich, soweit es geht, berücksichtigen. Wollen die Kinder mit ihrem Zirkus vor den Eltern auftreten, müssen sie ihre Nummer einige Male üben, was ein besonders gutes Training ist. Das gilt besonders für Geschicklichkeitsübungen.

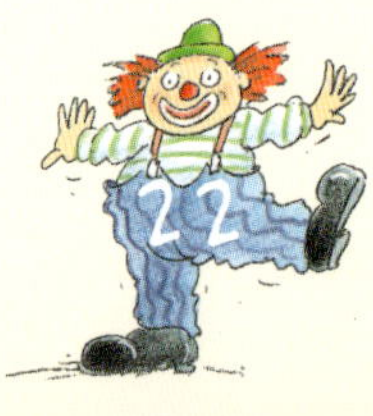

Sie brauchen natürlich eine Manege, entsprechende Zirkusmusik, Schminke und Sachen zum Verkleiden (vielleicht vom letzten Fasching). Zirkusatmosphäre schaffen Sie, indem Sie beispielsweise einen Kreis von Stühlen aufbauen. Die Zirkuskuppel können bunte Kreppbänder sein, die Sie an der Decke befestigen und das andere Ende an den Stühlen oder Wänden festmachen.
Soll für die Aufführung noch etwas gebastelt werden? Sind Extra-Kostüme erforderlich? Braucht es eine Kulisse? Spielen Tiere mit, die entsprechend verkleidet werden müssen? Sollen Plakate gemalt werden?

Brüllende Zirkuslöwen

Zwei Kinder sind die Zirkuslöwen. Sie stehen einander im Vierfüßlerstand gegenüber. Ein Dompteur gibt ihnen Anweisungen und schlägt ab und zu mit einer kleinen Peitsche in die Luft. Beide legen die rechte Hand auf die Schulter des anderen Zirkuslöwen und strecken gleichzeitig die linken Beine weit nach hinten. Die Haltung wird auf der anderen Seite wiederholt. Nun krabbeln die Zirkuslöwen nebeneinander und legen die einander zugewandten Arme auf die Schulter des anderen und strecken das äußere Bein weit nach hinten aus. Dann versuchen Sie es mit den inneren Beinen – das wird eine wackelige Angelegenheit. Und nun noch einmal umeinander herumgekrabbelt und das Gleiche andersherum.
Der Dompteur kann sie aber auch dazu bringen, sich nebeneinander zu legen, Männchen zu machen und über kleine Hürden zu springen. Sie dürfen ihn dafür wiederum anbrüllen, anfauchen oder anschnurren. Vielleicht traut er sich sogar, die wilden Tiere am Bauch zu kraulen?

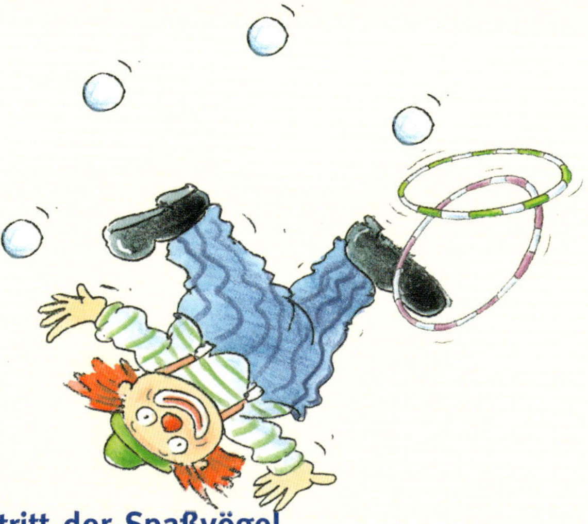

Auftritt der Spaßvögel

Im Zirkus gibt es meist verschiedene Spaßmacher – etwa einen lustigen und einen melancholischen Clown, einen Clown mit hohem Hut, roter Knollennase und Lockenkopf oder einen Clown, der einfach komisch angezogen ist. Die Kinder können sich überlegen, wie ihr Spaßvogel aussehen soll. Was wird er in der Manege tun?

Normalerweise stolpert einer der Clowns in die Manege, verliert dabei einen Schuh oder seinen Hut, es rutscht ihm die Hose runter oder er reißt seine Jacke kaputt, er fällt hin, rappelt sich wieder auf und auch sonst geht ihm so ziemlich alles daneben. Er spricht mit komischer Stimme, woran die Kinder besondere Freude haben. Nicht selten treten zwei Clowns gemeinsam auf – vielleicht mit unterschiedlichen Musikinstrumenten (Tröten, Triangeln, Trommeln – alles, was Krach macht oder schräg klingt, ist geeignet), mit denen sie sich gegenseitig stören und um die Wette Krach machen können. Oft legt auch der eine den anderen herein. Eine besonders erheiternde Clownsnummer: Zwei Spaßvögel ziehen gemeinsam eine Riesenshorts an, jeder kriegt ein Hosenbein – so versuchen sie, durch die Manege zu „eiern“. Sie könnten auch mit zwei anderen Clowns um die Wette laufen. Das gibt garantiert Extrabeifall vom geneigten Publikum.

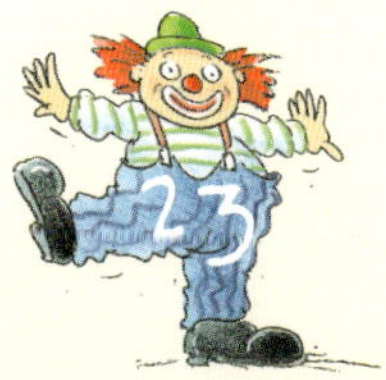

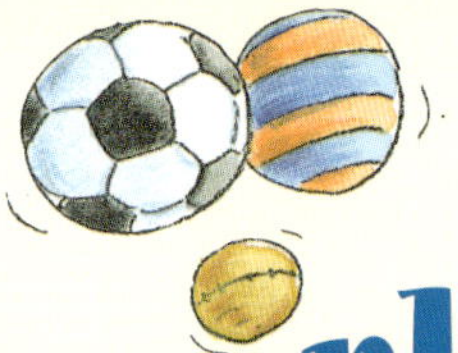

Lauter Zirkusnummern

Für den Fall, dass manchen Kindern spontan nicht einfällt, was sie im Zirkus tun könnten, sollten Sie einige Anregungen parat haben. Die meisten dieser Zirkusnummern beruhen darauf, dass die Kinder so tun, als würden sie die Kunststücke ausüben. Das ist oftmals schwieriger als es scheint, hat einen deutlichen Trainingseffekt und kann obendrein sehr lustig werden.

Der starke August

Ein Gewichtheber ist im Zirkus ein gern gesehener Star. Für seine Nummer brauchen Sie „Scheingewichte“, die Sie aus Pappe oder Styropor mit Alufolie herstellen können. Nehmen Sie beispielsweise eine Stange und befestigen Sie an jedem Ende eine Pappscheibe. Dann wird das Ganze mit Alufolie umwickelt und sieht aus wie ein echtes Schwergewicht. Der Gewichtheber oder die Gewichtheberin bekommt nun noch von Papa Boxershorts und ein Turnhemdchen. Bei den echten Gewichthebern abgeguckt: Der starke August hebt mit großem Stöhnen und aller nur erdenklichen Mühe das Gewicht hoch, Stückchen für Stückchen, und mit einem letzten Ruck und Schrei ganz nach oben. Das Publikum darf natürlich nicht merken, dass es sich bei dem Gewicht lediglich um ein Fliegengewicht handelt!

Drachenbeschwörung

Im Kinderzirkus tritt auch ein Drache auf. Dazu nähen Sie mehrere alte Bettlaken aneinander und malen ein Phantasietier darauf. Die Kinder bilden eine Reihe und fassen das jeweils vor ihnen stehende

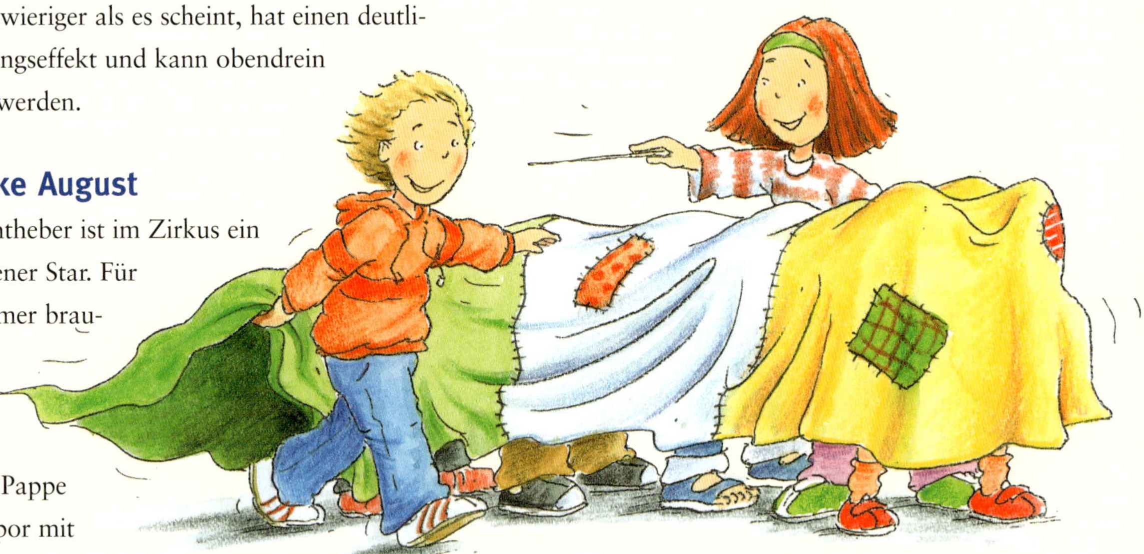

Kind an den Hüften an. Das Riesenlaken wird nun über die Kinder geworfen. Jetzt beginnt der Riesendrache, sich durch die Manege zu bewegen. Natürlich wird auch hier ein Dompteur benötigt, denn sonst macht der Drache ja, was er will. Der Dompteur tickt nach einer Weile mit seiner Peitsche auf das Tier und ruft „Schwanz wird Kopf!“. Jetzt sprintet das letzte Kind unter dem Bettlaken los und geht an die Spitze der Reihe. Es führt die Gruppe nun an, bis der Dompteur wieder das Kommando „Schwanz wird Kopf!“ gibt. Unter dem Laken entsteht ein rechtes Gewusel. Zum Schluss sollte der Dompteur zeigen, was sein Riesen-

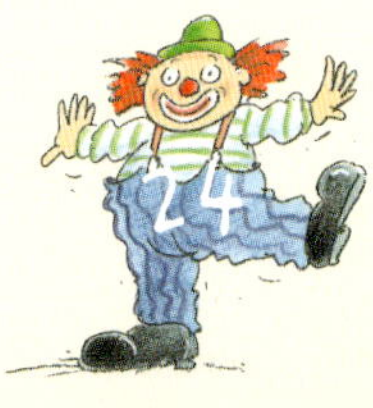

tier sonst noch kann – etwa alle gleichzeitig das rechte Bein oder alle gleichzeitig das linke Bein heben, auf einem Bein hüpfen oder in die Knie gehen.

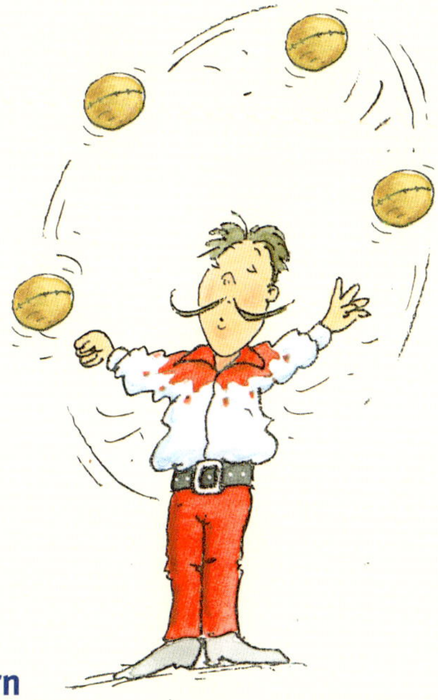

Luftnummern

Jonglieren ist für Kinder eine besonders wichtige Geschicklichkeitsübung. Sie erfordert etwas Geduld und muss eine Weile geübt werden. Der Jongleur kann sich seine Verkleidung selbst auswählen. Ansonsten braucht er nur kleine Plastikbälle oder Gummiringe, die er abwechselnd in die Luft werfen kann. Manche Jongleure brauchen auch einen Assistenten, der ihnen die Utensilien zureicht oder mit ihnen gemeinsame Ballspiele macht. Bei den Kleinen ist es schon viel, wenn sie sich zwei Bälle im Wechsel zuwerfen können.

Variante:
Ein Kind bekommt zwei Bambusstöckchen in die Hand, das andere wirft im Wechsel Gummiringe darauf.

Was können Sie Ihren Kindern zumuten?

Wie viel Bewegung ist zu viel und was ist zu anstrengend für die Kleinen? Diese Frage löst oft Unsicherheit aus. Doch machen Sie sich nicht allzu viel Gedanken, denn Kinder können meist mehr, als wir ihnen zumuten. Und wenn Sie die Kleinen im Auge behalten, werden Sie schon merken, wenn ihnen etwas zu viel wird. An einer Faustregel können Sie sich allerdings orientieren: Ein Kind sollte so viel Minuten am Stück laufen können, wie es alt ist. Das Gleiche gilt für Schwimmen, Roller fahren, Rad fahren und dergleichen. Das Wichtigste ist jedoch, dass die Kinder Spaß an der Bewegung haben. Sie sollten ihnen auch klar machen, dass sie bei allen Spielen und Übungen aufhören dürfen, wenn es ihnen zu anstrengend wird und wieder einsteigen können, wenn sie etwas verschnauft haben. Gerade für die Unbeweglicheren ist dies wichtig zu wissen. Was Kinder leisten können und mögen, kann innerhalb einer Altersgruppe sehr unterschiedlich sein.
Kinder schwitzen auch anders als Erwachsene. Ihre Schweißdrüsen sind noch nicht voll entwickelt, deswegen schwitzen sie weniger und müssen die innere Wärme über eine schnellere Atmung abgeben. Es kann also sein, dass sie relativ rasch einen roten Kopf bekommen und schnell und flach atmen, ohne dass Anlass zur Besorgnis besteht. An heißen Tagen sollten Sie die Bewegung trotzdem etwas reduzieren und stattdessen lieber Konzentrations- und Entspannungsübungen machen.

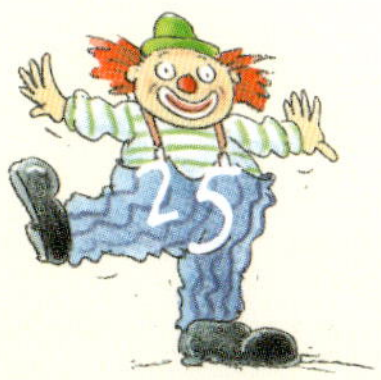

Stress lass nach: die innere Balance wiederfinden

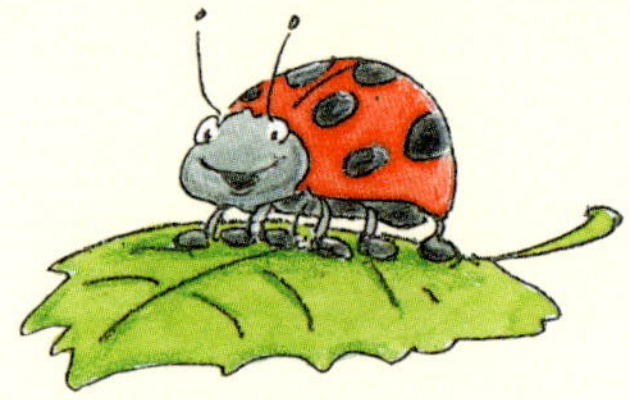

Dass wir Erwachsenen über Stress stöhnen, ist nichts Neues. Doch auch die Zeiten, als Kinder einfach herumtrödeln und spielen konnten, sind ebenso passé wie Eltern, die jederzeit für ihre Kinder da sind. Kinder und Eltern haben einen voll gestopften Terminkalender: Turnstunde, Flötenkursus, Ballettunterricht und erste Englisch-Übungen folgen auf Babyschwimmen, Krabbelgruppe und Frühförderung. Später kommen Reiten, Tennis oder Förderkurse hinzu. Noch schlimmer wird es, wenn die schulischen Anforderungen wachsen oder ein gravierendes Lebensereignis wie die Trennung der Eltern hinzukommt.

Wie Erwachsene können Kinder aber nur eine gewisse Zahl an Außenreizen bewältigen. Sie fühlen sich schnell heillos überfordert. Überreizte Kinder zeigen alle typischen Stresserscheinungen: Sie klagen über Kopfweh, Bauchweh, Einschlafstörungen oder Alpträume.

Was Kindern im Einzelfall Stress bereitet, hängt von der Persönlichkeit des Kindes und seiner Einbettung in eine gesunde, zuverlässige Umwelt ab. Was den Erwachsenen – z. B. den Eltern – als Kleinigkeit erscheint, kann für Kinder eine große Qual sein. Gereizte Eltern haben oft keine Zeit und Ruhe für die Sorgen und Nöte ihrer Kinder. Unter solchen Belastungen können Kinder ernsthaft erkranken. Deshalb sind Sie und Ihre Aufmerksamkeit hier gefordert.

Natürlich sind Ihre Möglichkeiten, Einfluss auf die Situation zu nehmen, begrenzt. Doch allein dadurch, dass Sie dafür sorgen, dass die Kinder sich ausreichend bewegen, tun Sie bereits eine Menge für sie. Denn Bewegung ist die einzige Akut-Maßnahme, bei der schädliche Stresshormone abgebaut werden. Und wer sich in seinem Körper wohl fühlt, tritt selbstbewusster auf und kann bedrohlichen Situationen gelassener entgegentreten.

Checkliste für Kinderstress

Durch aufmerksames Zuhören und aktive Teilnahme am Gefühlsleben Ihrer Schützlinge können Sie feststellen, ob ein Kind unter besonderem Druck steht. Alle Kinder durchlaufen Entwicklungsphasen, in denen sie unausgeglichener oder empfindlicher sind. Wenn Sie solche Beobachtungen jedoch häufiger machen, sollten Sie sich mit den Eltern in Verbindung setzen und mit ihnen das weitere Vorgehen besprechen.

Folgende Liste dient dazu, Ihre eigene Wahrnehmung zu überprüfen. Der Test eignet sich auch zur Weitergabe an die Eltern.

Wie oft und in welchen Situationen kommt das vor?

Das Kind ...

- hat keinen Hunger und isst nicht;
- ist immer hungrig und isst ständig;
- klagt oft über Kopfweh;
- ist ständig erschöpft und müde;
- klagt über Übelkeit und Bauchweh;
- wirkt lustlos;
- kommt offenbar nicht gern in den Kindergarten;

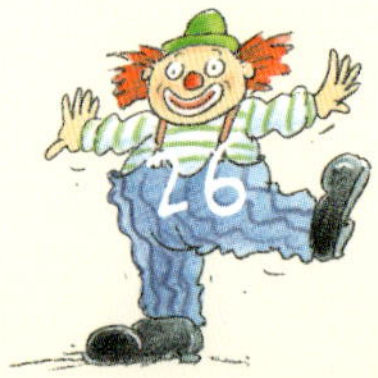

- ist sehr still und zieht sich von den anderen zurück;
- ist besonders laut und aggressiv;
- lässt niemanden an sich heran;
- wird schnell wütend;
- ist meist ängstlich;
- wirkt traurig;
- bewegt sich nicht gerne;
- erzählt, dass es nicht gut schläft;
- erzählt von schlimmen Träumen;
- spricht nicht viel;
- ist schnell gereizt und überfordert;
- weicht bestimmten Situationen aus;
- kaut Nägel;
- tobt maßlos;
- steht unter enormem Strom;
- ist hilflos und weiß oft nicht, was es tun soll;
- macht alles kaputt;
- weint viel.

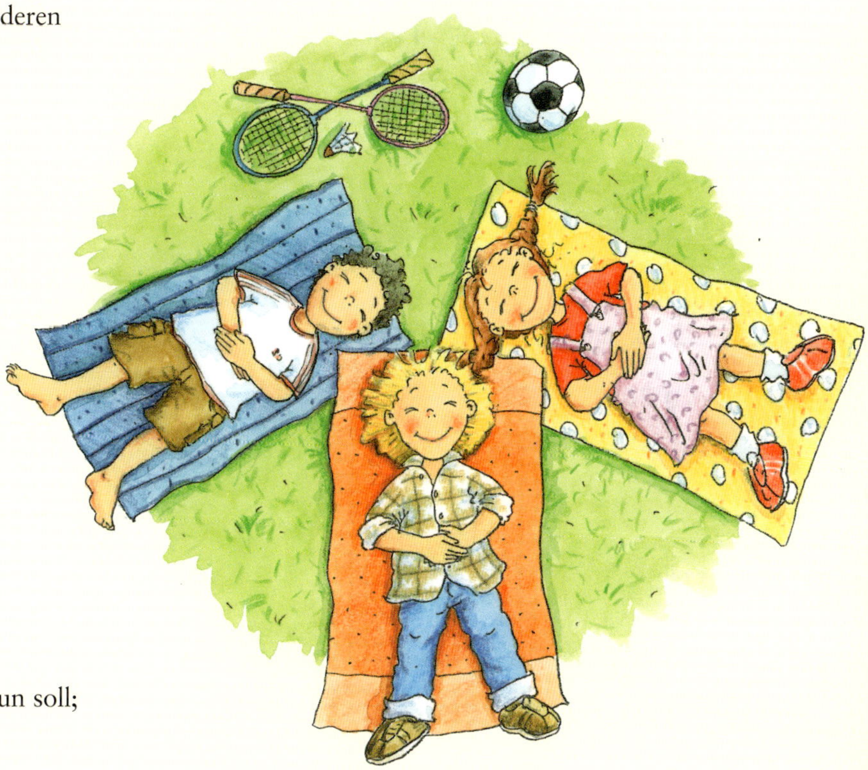

Die kleine Sonne in deinem Bauch

Diese Atem- und Ruheübung hilft gestressten Kindern, zur Ruhe zu finden. Sie ist aber auch nach einer ausgelassenen Bewegungsrunde eine gute Möglichkeit, einen entspannenden Ausgleich zu finden.

Die Kinder legen sich drinnen oder draußen auf eine Decke. Sie schließen die Augen und stellen sich vor, sie seien ein kleines Kätzchen, das in der Sonne liegt. Das Kätzchen reckt sich und streckt sich. Hmmm, ist es schön in der Sonne. Die kleinen Katzen schnurren ein wenig. Dann gähnen sie herzhaft. Nun atmen sie tief und ruhig. Sie legen die Hände auf den Bauch und spüren, wie er sich mit jedem Atemzug hebt und senkt. Der Atem geht bis in die Spitzen der kleinen Zehen. Im Bauch trifft der Atem eine kleine Sonne. Sie scheint unter dem Bauchnabel aus dem Bauch heraus.

Die kleinen Katzen sehen, wie die Sonne leuchtet und wärmen sich an ihr. Sie spüren die wohlige Wärme. Sie atmen in diese kleine Sonne hinein und lassen sie noch toller strahlen. Mit jedem Atemzug wird sie wärmer und heller. Die kleine Sonne im Bauch macht den ganzen Körper schön warm.

Die Hände auf der Bauchdecke sind besonders warm und schwer. Wenn sich die kleinen Katzen genug gewärmt haben, lassen sie die kleine Sonne in ihrem Bauch untergehen. Sie verabschieden sich von ihr und wissen, dass sie sich bald wieder treffen wollen.

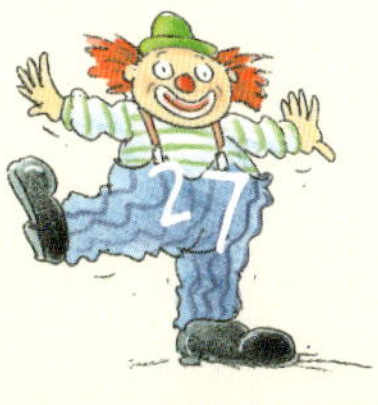

3 Bewegung schafft Erfindungsreichtum

Sauerstoff für die grauen Zellen

Unsere Vorfahren mussten sich noch ganz schön flink bewegen, um überleben zu können. Sie mussten für Essen sorgen, jagen und Feinde bekämpfen. Wenn es ihnen auf ihrem Territorium zu eng wurde oder die Nahrungsquellen ausgeschöpft waren, mussten sie den Ort wechseln. Das machten sie meist zu Fuß. So blieben sie ständig in Bewegung und damit auch trainiert, denn sie mussten sich immer wieder an sich verändernde Lebensbedingungen anpassen. Sie brauchten sich keine Gedanken darüber zu machen, ob sie sich „zum Vergnügen" wie Tarzan an Lianen von Bäumen stürzen oder mit dem Einbaum durch Stromschnellen brausen wollten. Wenn es aus Überlebensgründen nötig war, taten sie es. Und das war wahrscheinlich relativ häufig der Fall. Zudem mussten sie noch alles mit der Hand machen, waren also den ganzen Tag in Aktion. Da haben wir es mit der Bewegung doch erheblich schwerer, einfach weil wir alles viel leichter haben.

Wir Menschen sind für viel Bewegung angelegt, nutzen dieses Potenzial aber immer weniger. Da schon Kinder heute viel zu viel sitzen, kann sich ihr Körper gar nicht mehr richtig ausbilden. Die Muskeln bleiben unterentwickelt, weil sie nicht gebührend in Anspruch genommen werden. Der Geist bleibt träge und unkreativ – oder kann sich gar nicht erst richtig ausformen, unter anderem weil ihm der Sauerstoff fehlt, der ihm sonst durch Bewegung und die kräftigere Atmung zugeführt wird. Dadurch bleiben auch Ausdauer und Koordination auf der Strecke. Ist zu wenig Sauerstoff im Gehirn, verweigert es das Denken.

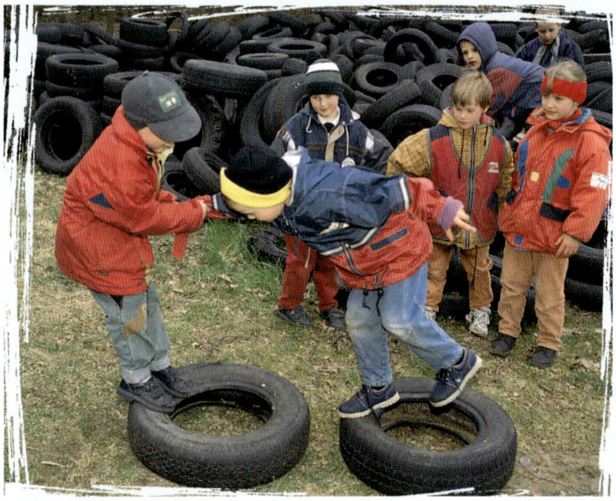

Der Bewegungsgarten

Hierfür brauchen Sie unterschiedlich große, sehr stabile Bretter, leere Bierkästen, alte Autoreifen oder dicke Baumscheiben. Bei allen Gegenständen müssen Sie vorher kontrollieren, ob sich die Kinder nicht daran verletzen können – etwa durch Splitter oder raue Kanten. Wenn die Kinder Lust haben, könnten sie die Bretter gemeinsam bunt anstreichen. Dann werden sie über die Reifen, Getränkekästen oder Baumscheiben gelegt, damit die Kinder darauf balancieren, darunter hindurchkriechen und darauf herumkrabbeln können. Am besten ist es, wenn die Kinder auch die Anordnung des Bewegungsgartens selbst verändern können, damit sich immer wieder neue Bewegungskoordinationen ergeben.

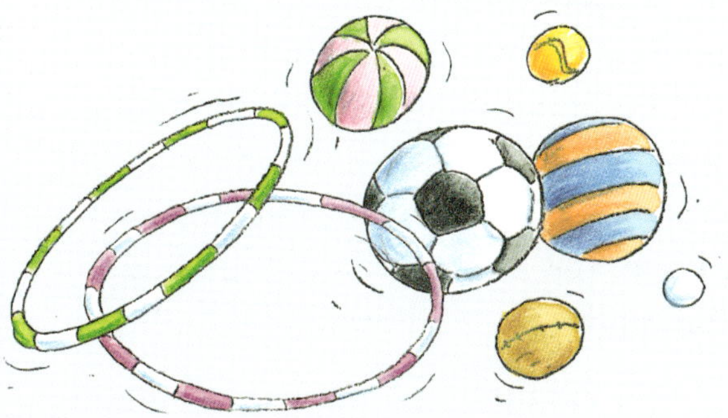

Spielen macht erfinderisch

Kinder stoßen heute auf eine beengte Welt, die ihnen kaum noch Raum zum unbeschwerten und zweckfreien Toben bietet. Zu wenig und zu kleine Spielplätze, zu enge Wohnungen, Eltern, die keine Zeit haben, kaum noch bespielbare Grünflächen, keine Versteckmöglichkeiten – so sieht die Spielwelt der meisten Kinder heute aus. Viel zu oft hängen sie vor dem Fernsehgerät herum oder haben einen so vollen Terminplan, dass für Spielen keine Zeit mehr ist. Sie erfinden keine eigenen Spiele mehr und – auf sich allein gestellt – fällt ihnen nichts mehr ein, was sie spielen könnten. Die meisten Kinder tun sich schwer, ohne vorgefertigte Materialien oder ohne Anweisungen zu spielen. Früher kannte jedes Kind Dutzende von Spielen, zu denen man so gut wie gar nichts brauchte und die nichts kosteten. Dazu gehörten vor allem die alten Straßenspiele wie Hinkepott, Gummitwist, Fangen, Bolzen, Ballschule, Tick, Verstecken, Seilspringen, Hüpfen, Bockspringen und Murmelspiele. Sie alle bringen neben Bewegung Spaß, fördern die Entwicklung, Geschicklichkeit und Gruppenfähigkeit.

Kinder, die sich normal entwickeln, nehmen in ihrem Umfeld alles als Lern- und Spielanreiz. Jede Alltagstätigkeit von Eltern und Erziehern ist für sie neu und ein Anlass, auszuprobieren, ob sie das auch selbst können. Da ihr Blick noch nicht durch Blockaden verstellt ist, werden sie überaus kreative, lustige und unorthodoxe Spiele erfinden. So lernen sie ihre Stärken und Schwächen kennen, können ihren Erfindungsgeist ausleben, ihre Leistungsfähigkeit testen und sich an anderen Kindern messen. Kinder, die zu selten spielen und sich zu wenig bewegen, sind aggressiver als diejenigen, die sich regelmäßig austoben dürfen. Denn durch Bewegung werden die Hormone, die unter Stress gebildet werden, abgebaut und unschädlich gemacht. Kinder sollten deshalb jeden Tag bei Wind und Wetter zwei bis drei Stunden draußen toben. Das fördert nicht nur die körperliche und seelische Entwicklung, sondern steigert das Wohlbefinden und die Abwehrkräfte. Kinder, die viel draußen spielen, sind gesünder, ausgeglichener und schlafen besser.

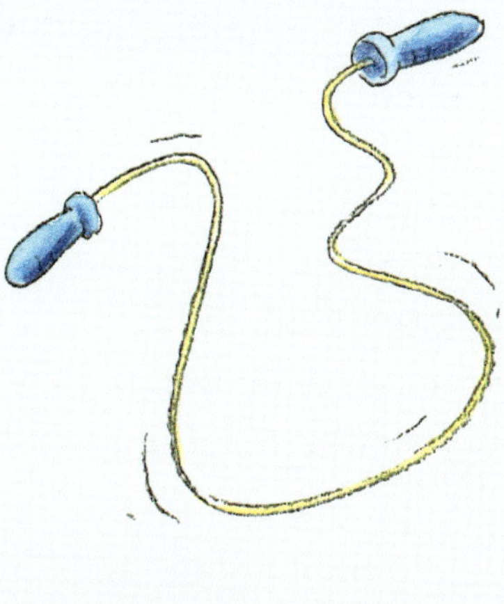

Pitschen, patschen, platschen: Die Wasserratten kommen

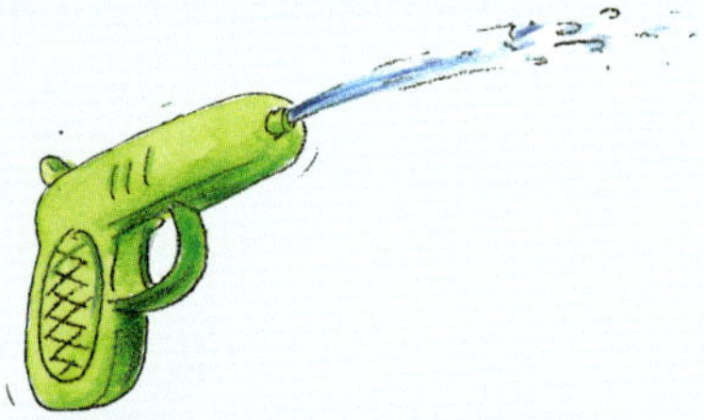

Fast alle Kinder lieben Wasser. Denn es ist ja noch nicht so lange her, dass sie in der schützenden Fruchtblase ihrer Mama herumschwammen. Wahrscheinlich gibt es in uns allen eine Art Erinnerung daran. Außerdem bestehen wir selbst zum größten Teil aus Wasser. Deshalb spielt Wasser für uns – von außen und von innen – eine so große Rolle. Im und am Wasser können Kinder die Welt um sich herum vergessen. Sich im Wasser zu bewegen, es plätschern oder rauschen zu hören, entspannt und beruhigt die Nerven. Auch ängstliche Kinder profitieren davon. Vor allem die Übergewichtigen finden im Wasser Entlastung und können sich befreiter bewegen, denn dort spüren sie nur noch ein Zehntel ihres Körpergewichtes. Obwohl Sie wahrscheinlich aus versicherungstechnischen Gründen nicht mit den Kindern baden und schwimmen gehen können, bieten sich Ihnen jede Menge anderer Wasserspiele an.

> Bei all diesen Spielen mit Wasser müssen Sie natürlich darauf achten, dass die Kinder nicht frieren oder erschöpft sind und nach einer Weile wieder trockene Kleidung anziehen können.

Duschball

Ein beliebtes und lustiges Sommerspiel ist das Wasserwerfen mit einem Luftballon. Sie brauchen dazu einige Luftballons, die Sie mit Wasser füllen. Jeweils zwei Kinder im Badeanzug oder leichter Bekleidung, die sie wechseln können, treten gegeneinander an und werfen sich einen solchen Duschball zu. Erst stehen sie relativ dicht voreinander, bei jedem Wurf treten sie einen Schritt zurück. Damit wächst die Wahrscheinlichkeit, dass der Ball platzt und die Kinder eine schöne Dusche abbekommen.

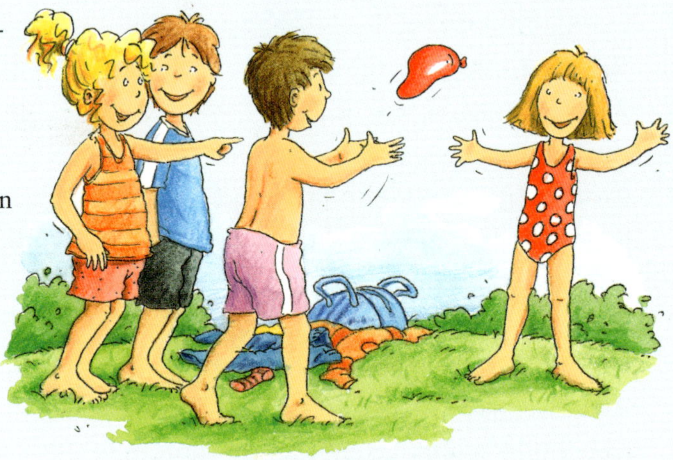

Eiswürfelpost

Die Kinder stehen im Kreis und bekommen von Ihnen einen Eiswürfel in die Hand. Dieser wird nun wie ein Postbrief von Hand zu Hand weitergegeben. Das muss so schnell wie möglich passieren. Wer am

Ende nur noch Wasser in der Hand hat, scheidet aus. Dann geht es mit einem neuen Eiswürfel weiter. Wer als Letzter übrig bleibt, ist der Eiswürfelkönig und darf ein Getränk mit Eiswürfeln trinken.

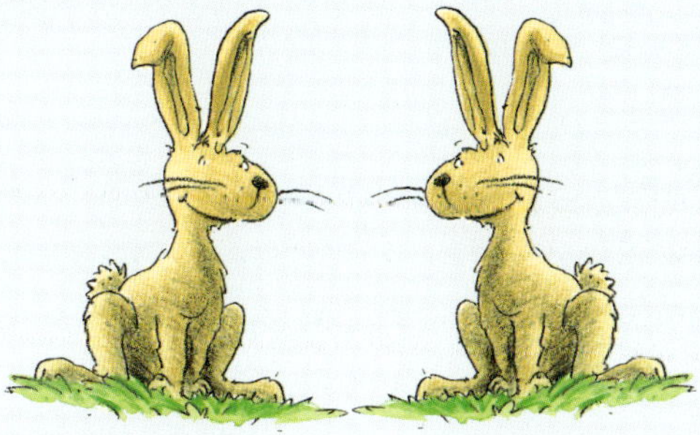

Strandspaziergang

Bei der folgenden Fantasie-Reise stehen die Kinder mit geschlossenen Augen im Kreis und haben entweder nackte Füße oder nur Strümpfe an. Nun gehen Sie mit ihnen im Geist an den Strand. Die Kinder gehen in Gedanken mit: Erst geht es über einen Plattenweg zur Wiese. Sie ist noch feucht vom Morgentau, das kitzelt an den Füßen. Weiter geht's, das Gras wird kürzer und härter, nun ist es Strandhafer. Ah, endlich Strandsand unter den Füßen. Das ist herrlich warm. Spüren die Kinder, wie der Sand zwischen den Zehen rieselt? Autsch, ein spitzer Stein hat uns gepiekst. Wollen wir mal auf die Holzbrücke oder den Felsen dort gehen? Wie fühlt sich das an? Zum Schluss geht es natürlich ins Wasser, da können die Kinder schön mit den Füßen plantschen. Nun machen sie die Augen wieder auf und erzählen Ihnen, wie sich der Spaziergang an ihren Füßen angefühlt hat.

So einen Fußspaziergang können Sie natürlich auch mit realen Gegenständen, die die Kinder mit den Füßen ertasten sollen, oder richtig draußen in der freien Natur machen.

Das Geheimnis von Kraft, Ausdauer und Koordination

Jede Bewegung setzt sich aus diesen drei Komponenten zusammen. Sie geben uns Sicherheit, Beweglichkeit und Gesundheit. Der Körper braucht alle drei, um sich damit an wechselnde Anforderungen anpassen zu können. Deswegen müssen sie auch alle drei trainiert werden.
Durch die Ausdauer werden beispielsweise Herz und Kreislauf in Bewegung gehalten und die Abwehrkraft des Körpers verbessert. Wer seine Ausdauer regelmäßig fordert, ist insgesamt belastbarer, erholt sich schneller und hat auch in anderen Bereichen mehr Ausdauer – beim Spielen zum Beispiel oder beim Lernen.
Wann immer der Mensch auf ungewohnte Situationen reagieren muss, werden von Körper und Geist Koordination und Flexibilität gefordert, darunter versteht man das gekonnte Zusammenspiel von Muskeln und Nerven. Je komplizierter ein Bewegungsablauf ist, desto mehr ist dieses Zusammenspiel gefordert. Bei Kindern, die wir als ungelenk bezeichnen, ist diese Fähigkeit meist nicht ausreichend trainiert.
Zu alledem gesellt sich dann noch die Kraft der Muskeln, die umso stärker ist, je mehr wir uns bewegen.

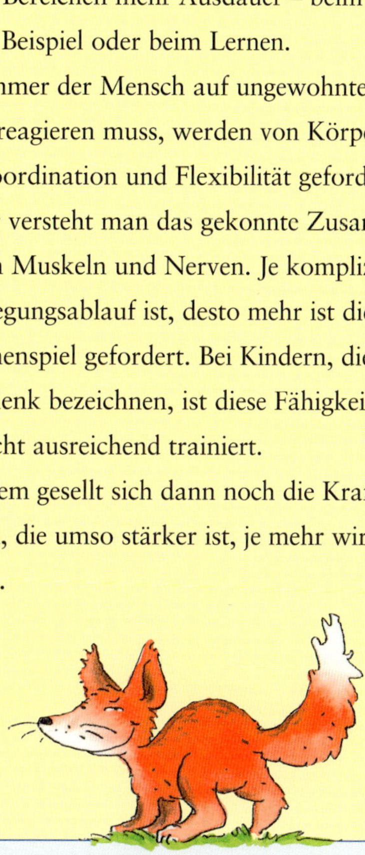

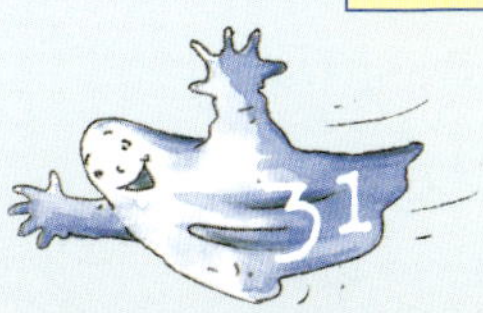

Tolle Wasserspiele

Wasserspiele sind immer eine Riesengaudi. Lassen Sie Ihre Spielkinder nach Herzenslust ihre Lust am Plantschen ausleben. Verabreden Sie mit den Eltern regelmäßige Plantschtage, an denen die Kleinen Wäsche zum Wechseln mit in den Kindergarten bekommen. Das gilt natürlich besonders für schöne Tage, an denen draußen geplantscht werden kann. Wenn Ihnen dafür ein oder mehrere Plantschbecken zur Verfügung stünden, wäre dies wunderbar. Nach solchen Spielen sehen natürlich alle Kinder aus wie kleine Ferkel. Daher ist die Unterstützung von einigen Müttern bei den Wasserspielen sehr hilfreich.

Wasser sammeln in der Wüste

Bei diesem Spiel geht es recht feucht zu, deshalb ist es nur für draußen geeignet. Sie markieren eine Laufstrecke mit Anfang und Ende. Am Ende stellen Sie eine kleine Badewanne mit Wasser auf, am Start zwei kleine Eimer (am besten mit Zentimeter-Einteilung). Nun teilen Sie die Kinder in zwei Gruppen ein, jede bekommt einen Schwamm oder eine Suppenkelle. Sie befinden sich in der Wüste, es ist heiß und staubig, die Kinder haben großen Durst. Deswegen müssen sie versuchen, so viel Wasser wie möglich für sich und ihre Gruppe zu holen. Jede Gruppe stellt sich nun in einer Schlange auf. Von beiden Gruppen läuft jeweils das erste Kind auf Ihr Startkommando hin mit dem Schwamm (oder der Suppenkelle) los und taucht ihn in die Wasserwanne. Danach geht es zurück zum Eimer, dort wird der Schwamm ausgedrückt beziehungsweise die Kelle ausgeleert. Dann läuft das nächste Kind zur Badewanne und holt Wasser. Sie können die Schlangen – je nach dem Alter der Kinder – drei- bis fünfmal zum Wasser holen losschicken. Dann wird gemessen, wer mehr Wasser zusammengetragen hat.

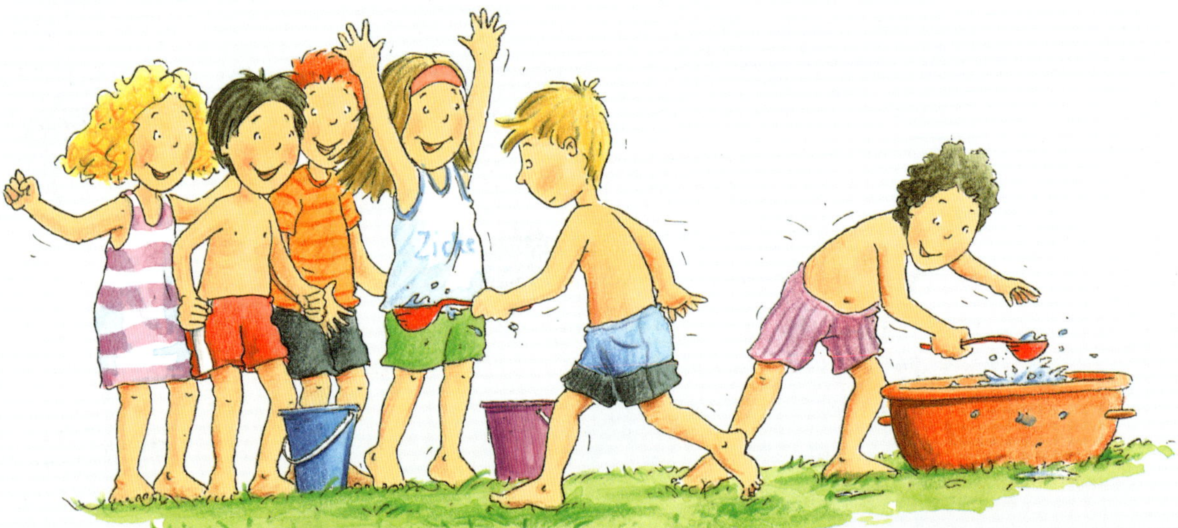

Diese Variation macht Kindern ebenfalls viel Spaß:
Sie nehmen Gummihandschuhe und pieksen jeweils unten an den Fingern ein Loch hinein. Nun füllen Sie den Gummihandschuh mit Wasser, halten ihn oben zu und lassen jeweils ein Kind Wasser in einen Messbecher „melken". Jedes Kind sollte einmal drankommen. Wer am meisten herausmelkt, hat gewonnen.

Futter für die kleinen Fische

Mit diesem Spiel trainieren Sie die Reaktionsfähigkeit und die Koordination der Kinder. Sie teilen die Kinder in zwei Gruppen ein und geben den Kindern Fisch-Namen, z. B. Hering, Butt, Scholle, Forelle oder Hecht. Jede Gruppe steht in einem Plantschbecken. Im Winter geht es natürlich auch ohne Becken, dann bilden Sie mit Gegenständen, z. B. Springseilen, einen symbolischen Teich. In jeder Gruppe sind die gleichen Fische vorhanden. Die kleinen Fische stellen sich jeweils in einer Reihe auf, Sie stellen sich zwischen die beiden Reihen. Der Abstand sollte so groß sein, dass Sie einen Ball werfen und die Fischlein ihn fangen können.
Nun werfen Sie den Ball in unregelmäßiger Reihenfolge mal zur einen, mal zur anderen Gruppe und rufen dabei, welcher Fisch den Ball fangen soll: „Futter für den Hering", „Futter für den Butt", „Futter für die Scholle". Das Kind, das den aufgerufenen Fisch verkörpert, muss versuchen, den Ball zu fangen. Gelingt ihm das, bekommt es einen Punkt für seine Gruppe. Die Gruppe, die zuerst zehn Punkte hat (oder mehr, je nachdem wie viel Sie nach der Ausdauer Ihrer Kinder bestimmen), hat gewonnen und wird mit Wasser übergossen.

Wasserrutsche

Sie brauchen eine Bahn möglichst reißfester Plastikfolie, noch besser (aber natürlich auch wesentlich teurer) ist Teichfolie. Diese dient nun als Wasserrutsche. Deshalb legen Sie sie am besten an einem kleinen Hang aus und bespritzen sie ordentlich mit Wasser – am sinnvollsten ist für die Zeit des Rutschens die Dauerberieselung mit einem Gartenschlauch. Ganz Schlaue geben noch etwas Spüli auf die Rutsche, damit es besser glitscht. Die Kinder sollten zunächst ausprobieren, wie gut sie darauf rutschen können (manchmal können Steine durchdrücken). Die Ängstlichen rutschen vielleicht erst einmal nur auf dem Po hinunter, die Mutigeren legen sich auf den Bauch oder nehmen einen Anlauf.

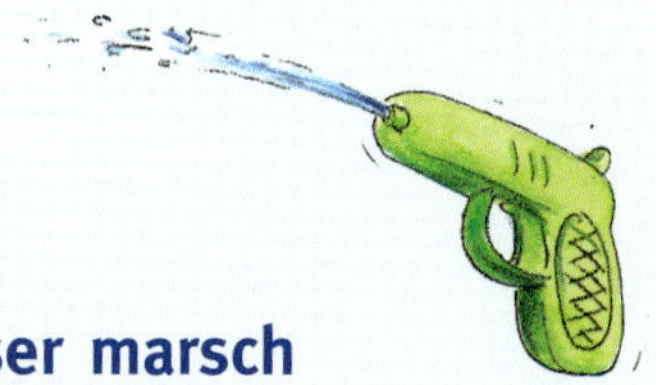

Wasser marsch

Bei diesem Bewegungsspiel werden mehrere Kreise gezogen, ein kleiner in der Mitte (Durchmesser etwa 1,50 Meter), darum herum einige größere. In der Mitte des kleinsten Kreises steht ein Kind mit einer Spritzpistole oder einem Blumenspritzer mit Wasser in der Hand. Auf dem äußersten Kreis verteilt stehen die Angreifer. Sie haben jeweils eine Flasche neben sich aufgestellt, auf der ein kleiner Ball liegt. Für jeden Ball hat das Kind in der Mitte fünf „Schuss". Fliegt der Ball von der Flasche, ist der Angreifer erledigt. Schafft das Kind es nicht mit fünf Schuss, darf der Angreifer in den nächsten Kreis vorrücken. Gelingt es einem Angreifer, in den zweiten Kreis vorzudringen, räumt das Kind in der Mitte seinen Platz. Jedes Kind darf einmal in der Mitte stehen und spritzen.

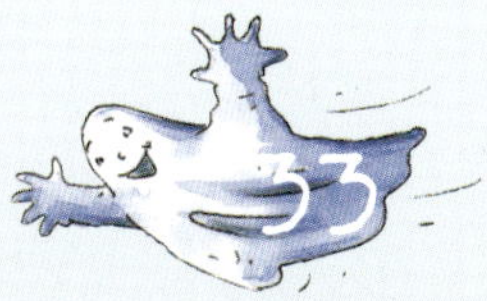

Beine an Gehirn: Wachsen! Gehirn an Beine: Bewegen!

Während der Kindheit vollbringt das Gehirn architektonische Meisterleistungen. Zwar ist es bereits bei der Geburt vorhanden, gleicht jedoch eher einem Rohbau. Ein großer Teil des Hauses kann noch nicht benutzt werden. Das Gehirn bildet sich ähnlich wie die Muskeln erst dadurch richtig aus, dass es von nun an benutzt wird. In den ersten Lebensjahren wird der Schaltplan des Gehirns und des Nervensystems erstellt und damit dauerhafte Weichen gestellt. In diesem Alter entscheidet sich, welche Nervenzellen sich mit welchen verknüpfen und welche Denkbahnen gewissermaßen für das Leben entstehen. Dauerhaft bleiben nur die erhalten, die auch wirklich benutzt werden. Wie das Kind lebt, welche Beziehung es zu seinen Eltern hat, wie diese „gestrickt" sind, welche Möglichkeiten ihm in seinem Umfeld offen stehen, wie viel Bewegungsraum ihm zugestanden wird – all das beeinflusst den Schaltplan des Gehirns. Alles, was das Kind lernt, denkt, tut und bewegt, bewirkt etwas in diesem fein gesponnenen Netz der Nervenbahnen, indem bestimmte Nervenverbindungen gestärkt und andere geschwächt werden.

Körperliche Bewegung ist vor allem auch dafür erforderlich, die beiden Gehirnhälften zu vernetzen und ihre unterschiedlichen Aufgaben zu harmonisieren. In der linken Hälfte des Gehirns beispielsweise befinden sich das Sprachzentrum und die Bereiche, die für Zahlen, Fakten und logische Zusammenhänge zuständig sind. In der rechten Hälfte sind Bilder, Symbole, Intuition, Kreativität und räumliche Wahrnehmung zu Hause. Wenn das Gehirn es schafft, Bewegungsreize zu ordnen und zu verarbeiten, legt es einen wichtigen Grundstein für die weitere Entwicklung. Es baut sich so ein Verständnis von sich selbst – eine Art innerer Landkarte. Das hilft ihm, den Körper zu fühlen und seine Bewegungsabläufe zu steuern und zu koordinieren. Fehlen dem Kind die frühen Bewegungserfahrungen, bleiben weiße Flecken auf dieser Landkarte. Diese weißen Flecken erkennen wir etwa an bewegungsgestörten, zappeligen oder linkischen Kindern.

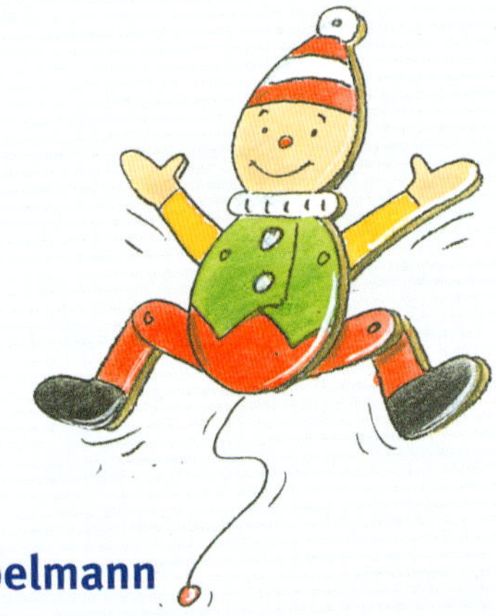

Hampelmann

Der Kopf ist unsere Kommandozentrale. Er verarbeitet alle Eindrücke, die wir im Laufe des Tages aufnehmen. Das Gehirn denkt, speichert Erinnerungen und Wissen, erkennt andere Menschen und nimmt mit ihnen Kontakt auf. Aus den zahlreichen

Eindrücken wählt es aus, was für uns wichtig ist und was es behalten will. Was es für schädlich hält und nicht (wahr)haben will, packt es in die „Weg damit“-Schublade, ohne dass wir dies merken. Über Milliarden von Nerven ist das Gehirn mit dem Körper verbunden. Sie leiten Informationen weiter. So berichten sie dem Gehirn beispielsweise: „Unser Magen knurrt.“ Dann befiehlt das Gehirn: „Wir haben Hunger, essen wir etwas!“ Wenn sich die Kinder in den Arm kneifen, erfährt das Gehirn über die Nerven, dass da etwas wehtut, der Mund meldet „aua“ und das Gehirn „sagt“ zur Kneifhand: „Hör auf zu kneifen.“ Wenn wir fröhlich sind, schlenkern wir locker mit Armen und Beinen. Sind wir traurig, lassen wir die Arme hängen. Alles auf Befehl „von oben“.

Draußen im Freien können die Kinder Hampelmann spielen. An Stelle eines Fadens, der die Bewegungen des Hampelmanns auslöst, nehmen Sie etwas in die Hand, was ein Geräusch macht – eine Flöte, ein Tamburin, zwei Stöckchen oder etwas Ähnliches. Dieser Gegenstand stellt das Gehirn dar, das die Bewegungen lenkt. Nun geben Sie den kleinen Hampelmännern Befehle, so wie es unser Gehirn mit uns macht.
Als Erstes machen Sie ein Geräusch mit Ihrem Instrument. Dann sagen Sie einen Satz, den Sie ein paar Mal wiederholen. Die Kinder bewegen sich dazu so, wie sie den Satz als Hampelmann darstellen wollen. Beim nächsten Geräusch stehen sie wieder mucksmäuschenstill. Die Sätze, die Sie den Kindern sagen, sollten im weitesten Sinne etwas mit dem Körper zu tun haben und sich in Bewegung umsetzen lassen:

- Mir ist kalt!
- Mir knurrt der Magen!
- Ich habe einen Wadenkrampf!
- Ich sitze in der Badewanne und schrubbe mich!
- Ich bin ein Baby und werde gewickelt!
- Heute will ich nicht schlafen gehen!
- Ich bin der Hund Purzel und habe Flöhe!

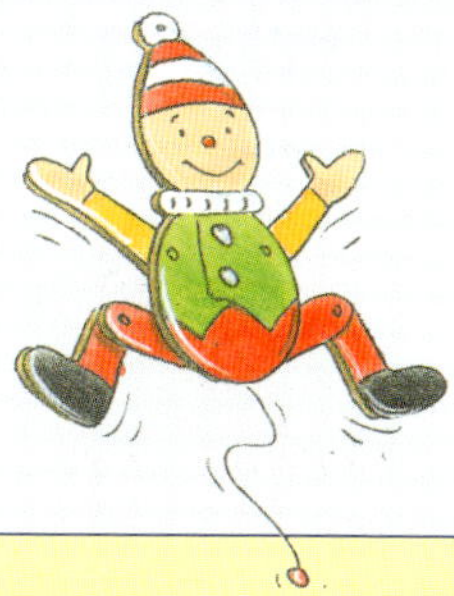

Warum bekommen wir blaue Flecke?

Kinder, die sich viel bewegen, haben logischerweise häufiger aufgeschürfte Knie oder blaue Flecke. Wenn wir uns stoßen, platzen an dieser Stelle winzige Adern auf. Unter der Haut entsteht ein Blutsee. Dieses Blut scheint durch die Haut erst blau, später grünlich und gelblich durch. Der Blutsee wird langsam abgebaut. Dann sieht die Stelle wieder normal aus.

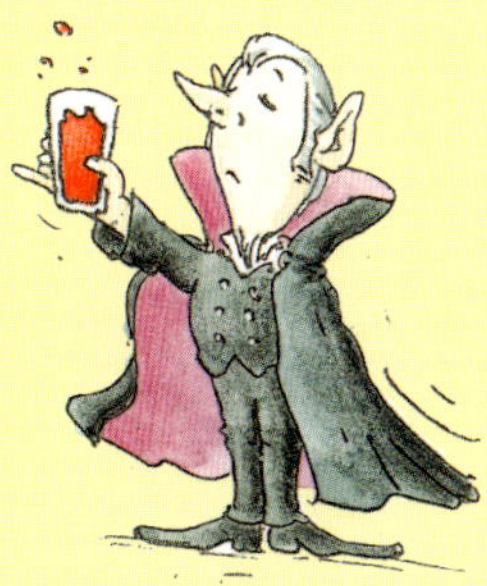

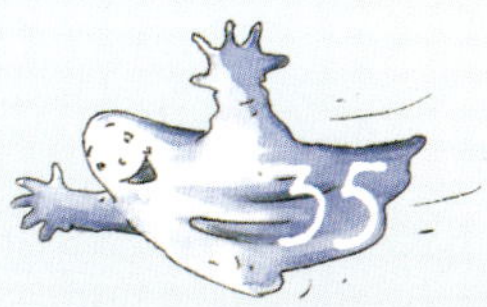

4 Bewegung gibt Sicherheit

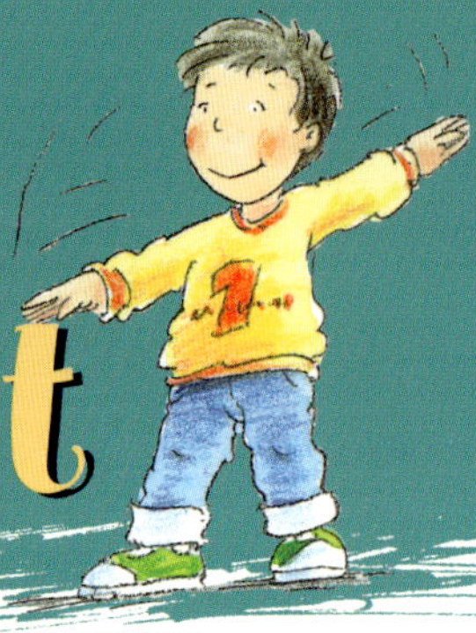

Flitzen, nicht sitzen

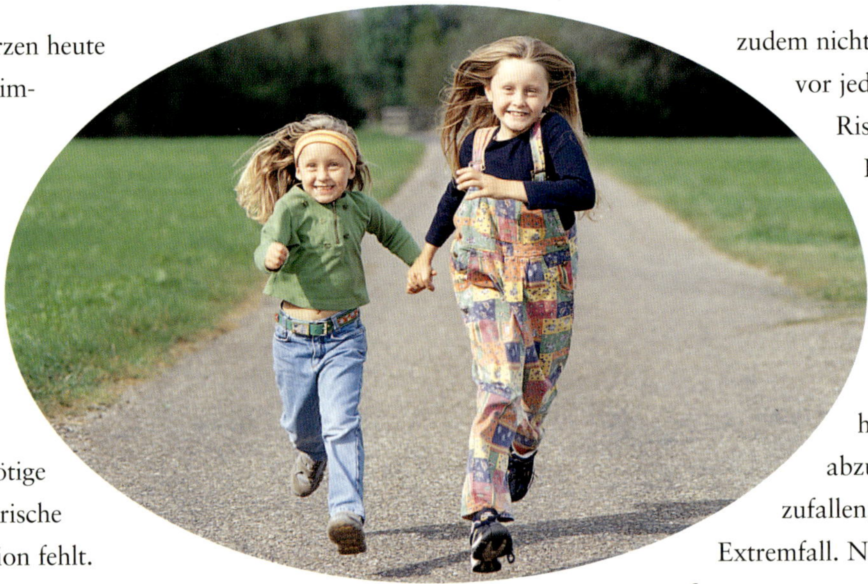

Kinder stürzen heute immer schlimmer: Die Unfallzahlen im Kindergarten steigen an, weil den Kindern die nötige sensomotorische Koordination fehlt. Schuld daran ist die meist mangelnde Bewegung in den ersten Lebensjahren. Professor Jörg Bielefeld, Bewegungswissenschaftler an der Universität Flensburg, hat festgestellt, dass bereits Kleinstkinder erschreckend viel Zeit vor dem Fernsehgerät verbringen. Was ein motorisch und geistig voll entwickelter Erwachsener gut ausgleichen kann, ist für Kinder fatal: Sie brauchen viel Bewegung, um ihre Körperfunktionalität erst herstellen zu können. Das geht nur, wenn die Eltern regelmäßig mit ihren Kindern spielen, dabei möglichst viele Bewegungsanreize schaffen und sie zudem nicht überbehütend vor jedem kleinsten Risiko bewahren. Denn nur ein Kind, das bei vielen leichten Stürzen und beim Herumtollen gelernt hat, sich richtig abzurollen oder hinzufallen, ist fit für den Extremfall. Nur das richtige Ausmaß an Bewegung gibt Kindern die nötige Sicherheit.

Kindergartenkinder sitzen etwa 100 bis 120 Minuten am Tag vor dem Fernseher. Experten empfehlen jedoch maximal eine Stunde täglich. Je weniger, desto besser. Denn sonst sind die Kinder durch den Mangel an Bewegung unausgeglichen, werden aggressiv, können nachts nicht schlafen, entwickeln Haltungsschäden und werden depressiv.

Unabhängig davon, was sie anschauen, werden die Kinder hippelig, unruhig und nervös. Spielen und Toben hilft ihnen dabei, sich abzureagieren.

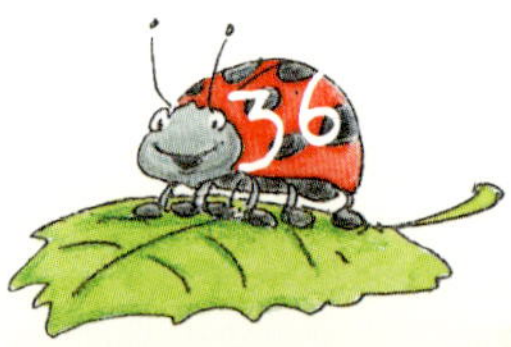

Brauchen schon Kindergartenkinder den PC?

Manchmal hat es den Anschein, die moderne Technik sei bereits im Kindergarten das Nonplusultra. Wer das gut findet, glaubt, dass Kinder durch die frühe Beschäftigung mit PC und Spielkonsole einen entscheidenden Entwicklungsvorteil haben. Bewegungsexperten und Hirnforscher sehen das anders. Für sie sind die technischen Geräte in erster Linie Bewegungsbremsen und Zeiträuber, die sich nachteilig auf die Intelligenzentwicklung auswirken. Und es scheint, als würden sie Recht behalten. Kinder müssen erst einmal durch natürliches Spielen und Denken lernen und die Grundausstattung erwerben, damit sich ihr Gehirn großzügig vernetzt und nicht eingeschränkt wird. Sie verlieren nicht den Anschluss an unsere Welt, nur weil sie das tun, was Kindern in die Wiege gelegt wurde: Spielen. Im Gegenteil! Amerikanische Studien kamen zu alarmierenden Ergebnissen. Kindern, die sich zu früh mit dem Computer beschäftigen und sich infolgedessen zu wenig bewegen, fehlen später Abstraktionsvermögen, Vorstellungskraft, Fantasie und die Gabe zum Querdenken. Denn ihre Nervenzellen verknüpfen sich anders – und zwar nicht zu ihrem Vorteil. Die Gehirne bringen dann nicht mehr die erforderliche Leistung und auch der Wortschatz bildet sich nicht richtig aus. Erschwerend kommt hinzu, dass auch zu Hause oft nicht mehr ausreichend miteinander gesprochen wird.

Boxen für kleine Wüteriche

Die Aggression und Wut, die sich heute in vielen Kindern aufgrund ihrer Lebensumstände anstaut, dürfen wir nicht auf die leichte Schulter nehmen. Denn sie können enorme Kräfte entfalten, in Gewalt gegen sich selbst und andere ausarten und krank machen. Wir wollen Kindern helfen, sich von diesen negativen Gefühlen zu befreien. Deshalb ist eine Box-Ecke mit einem „Sandsack“ eine gute Einrichtung.

Dazu brauchen Sie ein altes Kopfkissen, das Sie mit Reis oder getrockneten Hülsenfrüchten füllen (Sand ist natürlich zu schwer und zu verletzungsträchtig für die Kleinen). Die offene Seite wird zugenäht und der „Sandsack“ an die Decke gehängt, sodass er nicht herunterfallen kann. Jetzt können kleine Wüteriche aus vollem Herzen hier „herumkloppen“. Das stärkt auch Kraft und Kondition.

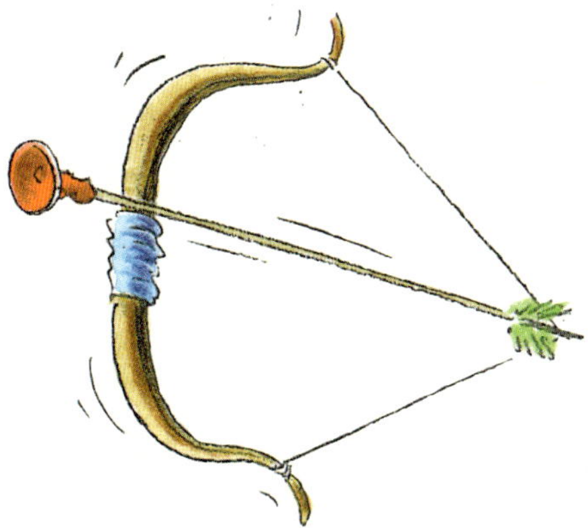

Dosen-Rennen

Sie brauchen drei nicht zu hohe Dosen und eine „Rennstrecke“ mit einem Ziel. Auf zwei Dosen stellt sich ein Kind. Nun versucht es, in die Hocke zu gehen, sich die dritte Dose zu angeln und sie einen Schritt vor sich zu setzen. Darauf wird das hintere Bein gesetzt, nun holt das Kind die freie Dose und setzt sie wiederum einen Schritt vor sich. So geht es, bis das Kind im Ziel ist, ohne von seinen Dosen herunterzufallen. Wenn die Kinder das gut beherrschen, kann man auch die Zeit stoppen oder zwei Kinder gegeneinander antreten lassen.

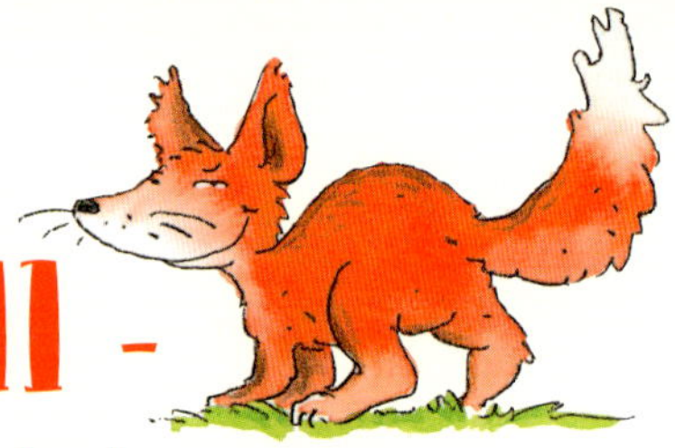

Auf mit Gebrüll – im Zoo der wilden Tiere

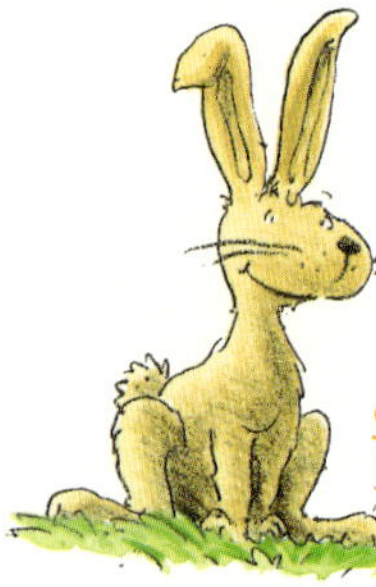

Kinder haben zu Tieren von jeher eine besondere Beziehung. Liebend gern imitieren sie deshalb auch Tiere: Stelzen wie ein Storch, auf einem Bein stehen wie ein Flamingo, die Flügel ausbreiten wie ein Kormoran, schleichen wie ein Füchschen, sich räkeln wie eine Katze, hüpfen wie ein Frosch, galoppieren wie ein Pferdchen – all das macht ihnen einen Heidenspaß. Um das Ganze noch spannender zu machen und die Kinder zu fantasievoller Bewegung anzuregen, können Sie für sie oder sogar mit ihnen Bewegungsgeschichten erfinden. Das ist im Prinzip ganz einfach: Sie müssen nur Geschichten erzählen, in denen möglichst viele Bewegungsmomente vorkommen, die die Kinder beim Erzählen nachahmen können. So können Sie einen Spaziergang durch den Zoo der wilden Tiere machen, sie können Kämpfe verschiedener Indianerstämme ausführen, auf Urwaldsafari gehen, den Hütehund einer Schafherde nachmachen, im Geiste auf den Jahrmarkt oder ins Schwimmbad gehen.

Sie brauchen etwas freie Fläche, damit die Kinder sich ungehindert bewegen können. Sind die Kinder erst einmal mit den Bewegungsgeschichten vertraut, werden sie ihre eigenen Bewegungsspiele erfinden wollen. Vielleicht ergeben sich auch Bezugspunkte zu dem, was die Kinder in letzter Zeit selbst erlebt oder im Fernsehen gesehen haben oder was sie sonst gerade so beschäftigt.

Das Fest für kleine Affen

Sie brauchen einen Korb voller Nüsse (oder Kastanien) und einen Eimer. Den Eimer stellen Sie in einigen Metern Entfernung auf einen Stuhl. Nun bekommt jedes Kind die gleiche Anzahl Nüsse und versucht, diese in den Eimer zu werfen. Wer die meisten Nüsse in den Eimer wirft, hat gewonnen. Natürlich dürfen die kleinen Affen am Ende die Nüsse verspeisen. Hierbei wird jedoch gerecht aufgeteilt.

Alle Tierkinder spielen

Jeder, der einen Hund oder eine Katze in seinem Haus hat, weiß, dass auch die kleinen Tiere miteinander und allein spielen. Der Spieltrieb scheint also für Mensch und Tier etwas ganz Elementares zu sein. Er erreicht seinen Höhepunkt, so fanden amerikanische Forscher bei Tierbeobachtungen heraus, wenn in bestimmten Hirnregionen die meisten nervlichen Verbindungen geschaltet werden. Je kleiner das Gehirn, umso weniger spielfreudig waren die Tierkinder – je größer, umso häufiger und kreativer spielten sie. Je weniger die Tierchen spielten, umso unterentwickelter blieb ihr Gehirn. Das ist bei Menschenkindern auch nicht anders.

Spielen macht sie kreativer – auch im Umgang mit Problemen – und sogar sozialer. Und je komplexer das Gehirn verschaltet ist, umso schwierigere Aufgaben kann es lösen. Somit hätte die Evolution den Spiel- und Bewegungstrieb hervorgebracht, um das Gehirn wachsen und besser funktionieren zu lassen.

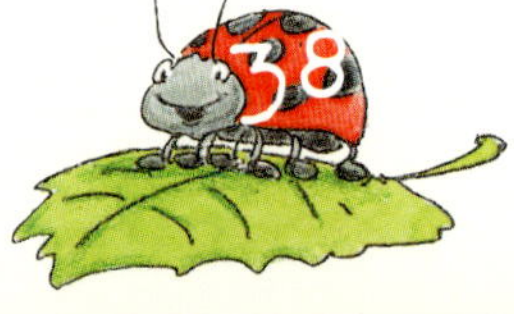

Antje, das Walross

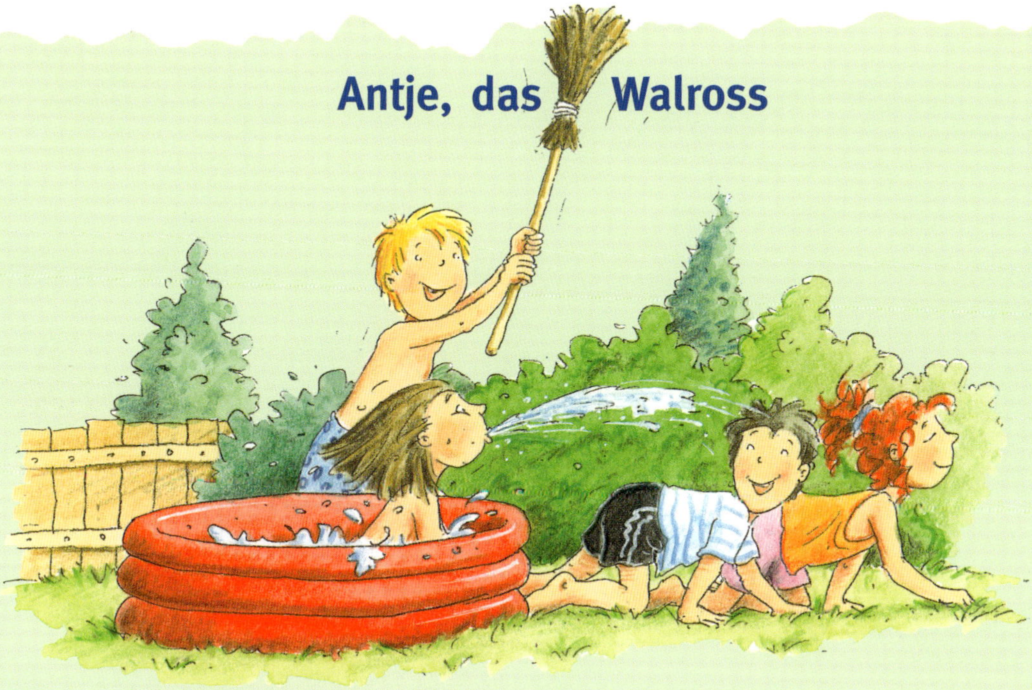

Sie erzählen und die Kinder spielen nach, was Sie erzählen:

Die beiden Kätzchen Jule und Paule sind Stammgäste im Zoo, denn dort wohnen die meisten ihrer Freunde. So oft sie können, gehen sie sie besuchen. Als Erstes müssen sie ein paar Mal durch die Drehtür – huuiii, wie schön sie sich da drehen können. Danach recken und strecken sie sich wohlig. Ach, heute ist ein schöner, sonniger Tag.
Am liebsten besuchen sie Antje, das Walross. Doch erst einmal müssen sie an den Flamingos vorbei. Die stehen alle auf einem Bein. Dazwischen hoppeln kleine Hasen auf allen vieren über den Rasen. Sie hocken sich auf die Hinterbeinchen und putzen sich mit den Vorderpfoten die Schnäuzlein.
Dann geht es weiter, vorbei an den Fröschen, die hüpfen und platschen herum. Neben ihnen wohnt der Stier, der immer so mächtig schnaubt und durch die Gegend galoppiert. Er verfolgt eine Ziege, die sich auf einen Felsen flüchtet. Dort trifft sie eine Herde Schafe, da gibt es viele kleine Lämmchen, die „mäh“ machen.
Als sie bei Antje ankommen, schwimmt das Walross gerade lustig durch das Wasser und prustet. Neben ihm hüpft ein Delfin hoch aus dem Wasser heraus. Nun schwimmen beide umeinander herum und tauchen unter. Der Wärter kommt mit einem Eimer Fische für Antje. Das Walross zeigt seine Kunststücke, es kann nämlich mit dem Maul Fische fangen. Happ, happ, happ. Und happ, da haben sich auch die Kätzchen Jule und Paule einen Fisch gefangen, den sie genüsslich verspeisen. Da schlecken und putzen sie sich aber das Mäulchen. Nur der Wärter von Antje, der ist böse und schimpft die beiden aus. Er vertreibt sie mit einem Besen vom Wasserbecken. Und Antje prustet ihnen Wasser hinterher, sodass sie ganz nass werden. Die beiden Kätzchen schütteln sich. Uff, ist das alles anstrengend für zwei so kleine Tiere. Sie suchen sich ein sonniges Plätzchen, legen sich dorthin und schon sind sie eingeschlafen.

Noch mehr tierische Spiele

So kommen Tiere in die Gänge

Die Kinder sitzen im Kreis. Eines beginnt und trägt seinem Nachbarn auf, ein bestimmtes Tier zu spielen. Daraufhin bewegt sich das Kind wie dieses Tier.

- Elefanten stampfen
- Löwen schleichen
- Pferde galoppieren
- Kühe traben
- Delfine tauchen und springen
- Katzen stolzieren
- Hunde laufen
- Vögel fliegen
- Kaninchen hoppeln
- Enten watscheln
- Schnecken kriechen
- Frösche hüpfen

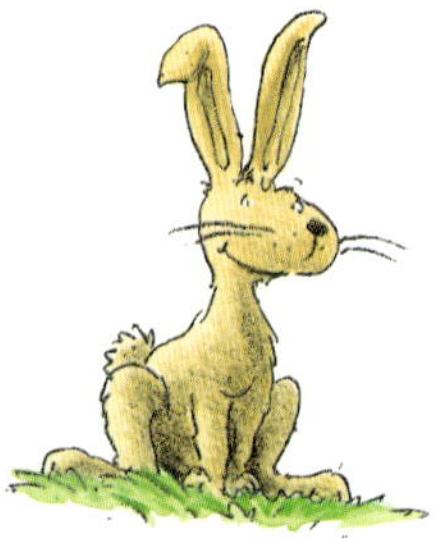

Welche Tiere und ihre Fortbewegungsarten kennen die Kinder noch?

Krallenball

Jedes Kind bekommt einen kleinen, weichen Ball etwa in der Größe einer Mandarine. Mit dem nackten Fuß versuchen die Kinder den Ball zu krallen. Zuerst rollt die Fußsohle den Ball rauf und runter. Dann massiert der Ball die Fußsohle mit kreisenden Bewegungen: erst die Ferse, dann die Innenkante, die Außenkante, die Zehen. Die Massage soll der Haut und den Muskeln der Fußsohle angenehm sein. Besonders Begabte können den Ball (sofern er klein genug ist) etwas anheben oder in der Fußwölbung aufnehmen, ohne dass er herunterfällt. Dann kommt der andere Fuß dran.

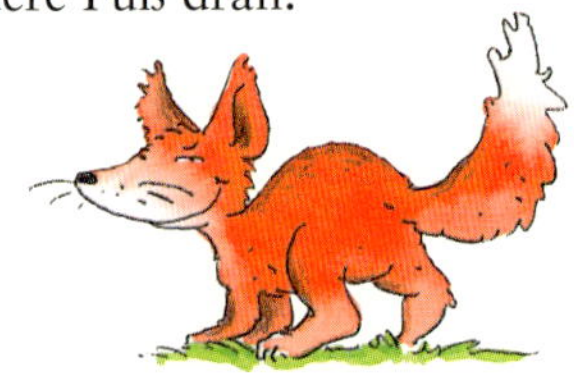

Fuchs-Jagd

Für dieses Spiel brauchen Sie etwas Platz. Sie markieren ein etwa zwei mal zwei Meter großes Feld. Hier wohnt der Fuchs. Ein Kind ist der Fuchs. Die anderen sind Hasen und hoppeln fröhlich um den Fuchsbau herum. Der Fuchs lauert in seinem Bau. Wenn er ruft „Der Fuchs kommt“, geht er aus seinem Bau heraus und fängt sich einen Hasen. Nun ist der gefangene Hase auch ein Fuchs. Die beiden Füchse fassen sich an den Händen und dürfen sich von nun an nicht mehr loslassen. Die Jagd beginnt von vorn, die Hasen hoppeln, bis der Fuchs kommt. Und der wird von Mal zu Mal dicker. Das letzte Häslein ist beim nächsten Spiel der Fuchs.

Hahnenfüße

Alle Kinder sind barfuß. Und ihre Füße sind Hahnenfüße, denn sie sind alle Hähne, die versuchen, sich gegenseitig auf die Zehen zu treten. Jeweils zwei Kinder sind Kampfhähne, die gegeneinander antreten. Natürlich krähen sie dabei auch um die Wette. Wer es dreimal nacheinander schafft, seinem Hahnengegner auf die Krallen zu treten, hat gewonnen und sucht sich einen neuen Hahn. Der letzte Hahn ist der mächtigste Hahn auf dem Hühnerhof, er steigt auf einen Hocker und darf noch einmal ein mächtiges Siegerkrähen ausstoßen.

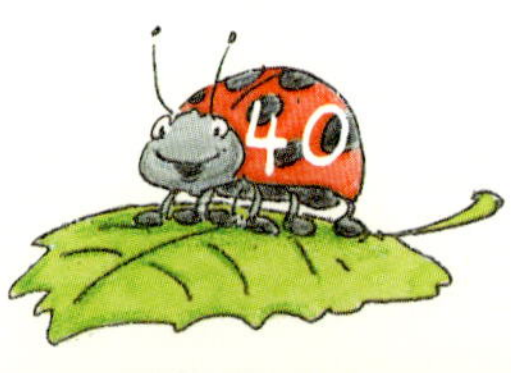

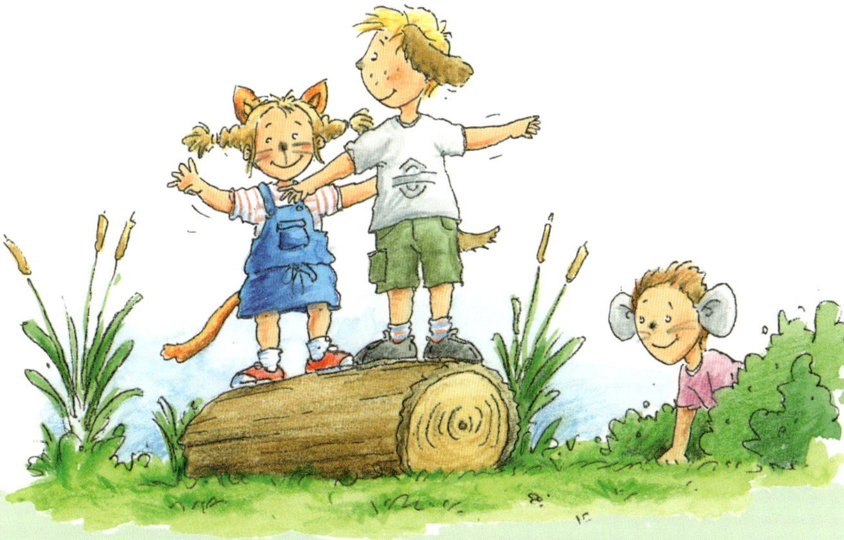

Das mutige Mäxchen und die Maus

Eine Geschichte zum Mitspielen:

Mäxchen ist der netteste kleine Hund der Welt. Er ist ein ganz besonders kleiner Hund, kleiner noch als seine beste Freundin Lilli. Anders als andere Hunde, die immer so laut bellen, hat Max nämlich eine große Katze zur Freundin. Sie sind am gleichen Tag auf dem Bauernhof geboren worden und seitdem unzertrennlich. Mäxchen kann auch schon einen Buckel machen wie Lilli und seine kleinen Beinchen recken und strecken. Wenn Mäxchen seiner Freundin etwas erzählen will, muss er immer ein wenig hochhüpfen, um an ihr Ohr zu kommen. Sie erzählen sich nämlich alles, die zwei. Sie fressen meist sogar aus einem Napf. Nur, dass Lilli viel mehr frisst als Mäxchen. Hmm, sie reibt sich das runde Bäuchlein. „Hör mal, mein Kleiner", sagt sie zu Mäxchen, „du musst es auch einmal mit einer Maus probieren. Die kleinen Dinger schmecken total lecker." Gesagt, getan. Die zwei machen sich auf die Suche nach einer Maus. Sie schleichen durch den Garten, rund um die alte Eiche, springen über einen kleinen Graben, balancieren über den dicken Baumstamm, hüpfen durch das nasse Gras bis hin zu der Stelle, wo die Mäuse wohnen. Hier legen sie sich auf die Lauer. Als sie eine Maus sehen, geht Max mutig voran, um sie zu fressen. Er schnuppert, Mäuse riechen nicht lecker für eine Hundenase. Außerdem hat das Mäuslein ein ganz niedliches Gesicht und ist viel, viel kleiner als er. Es zittert ganz furchtbar. „Kleine Tiere muss man beschützen!", sagt doch Lilli immer zu ihm. Also legt er sich ganz flach auf den Boden, damit er dem Mäuslein in die Augen schauen kann. Es erzählt ihm ein wenig von seinem Leben in der Maushöhle und die zwei beschließen, Freunde zu werden. Aber natürlich nicht ohne Lilli. Erst sträubt sie ihr Fell, doch dann lässt sie sich von Mäxchen überzeugen, dass diese nette Maus ihr auch nicht schmecken würde. So kam es, dass eine Katze eine Maus zur Freundin bekam. Aus Freude tanzen sie noch eine Weile miteinander.

Kleine Muskelpakete wollen Bewegung

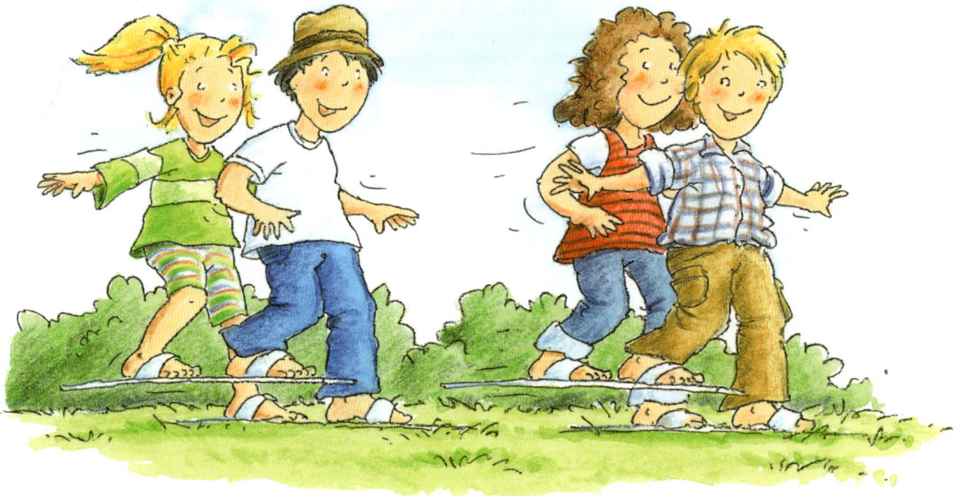

Was uns aufrecht hält, uns stützt und vorwärts bewegt, sind vor allem unsere Muskeln. Wie kleine Päckchen sind sie an unseren Knochen „befestigt". Das können Ihre Kinder selbst fühlen – etwa am Oberarm, am Bein oder am Po. Die Muskeln sorgen dafür, dass wir die unterschiedlichsten Bewegungen ausführen können: hopsen, tanzen, kriechen, Purzelbäume schlagen, Kopfstand machen, mit den Armen kreisen, laufen, Rad fahren, jemanden kitzeln oder kneifen, lachen oder grimmig gucken.

Den größten Teil der Muskeln machen zwar diejenigen aus, die direkt an unserem Knochengerüst sitzen und die wir mit unserem Willen steuern können. Aber auch der Darm und die Haut können sich von uns unbeeinflusst bewegen. Der Darm schiebt den Nahrungsbrei durch den Körper und sorgt dafür, dass wir auf die Toilette müssen. Die Haut kann sich zusammenziehen und wie Gänsehaut aussehen, wenn uns kalt ist oder wenn wir Angst haben. Der größte Muskel ist unser Herz. Es zieht sich ungefähr einmal pro Sekunde zusammen, um das Blut durch den Körper zu pumpen – ob wir schlafen oder wach sind, es wird nicht müde und bekommt auch keinen Muskelkater. Alle Muskeln brauchen Bewegung, das Blut rauscht dann schneller durch die Adern, dadurch kommt mehr Sauerstoff in den Körper. Die Muskeln werden stärker, wir können uns besser bewegen, besser denken, wir werden lustiger und können auch mehr futtern.

Ski-Champions

Hier ist die Koordination gefordert. Sie brauchen festen Karton, aus dem Sie vier Skier schneiden. Sie sollten etwa 20 Zentimeter breit und 1 Meter lang sein. Mit einem Tacker befestigen Sie zwei Weckglasringe an jeweils einem Ski. Der Abstand sollte etwa 30 Zentimeter betragen. Zwei Kinder schlüpfen hintereinander mit den Füßen in die Schlaufen der beiden Skier und laufen mit einem anderen Paar um die Wette.

Flusskiesel

Sie legen mehrere Bierdeckel hintereinander aus. Diese stellen die Steine eines Bachbetts dar. Die Kinder müssen nun versuchen, von Stein zu Stein zu kommen, ohne dass ihre Füße „nass“ werden. Wer nasse Füße bekommt, scheidet aus.

König der Perlentaucher

Für dieses Spiel brauchen Sie kleine Bälle oder etwas Ähnliches und ein Bettlaken, das Sie mit den Kindern vielleicht vorher mit Wellen bemalen. Die Kinder setzen sich im Kreis hin und nehmen das ausgebreitete Tuch, unter dem die Bälle liegen, am Rand in die Hand. Nun wedeln sie schöne Wellen damit. Ein Kind versucht als Perlentaucher mit verbundenen Augen unter dem Tuch so viele Bälle wie möglich aufzunehmen. Sie notieren das Ergebnis, damit Sie am Ende den König der Perlentaucher ermitteln können.

Robinson

Sie schneiden aus Pappe Inseln, auf denen ein Kind stehen kann. Die Inseln bemalen Sie vielleicht mit Palmen, Tieren und Fischen und legen sie dann im Zimmer aus. Es müssen am Anfang so viele Inseln sein, wie Kinder mitspielen. Der Fußboden ist das Meer. Der Abstand zwischen den Inseln sollte so groß sein, dass die Kinder dazwischen bequem „schwimmen“ können. Nun machen Sie schöne Wassermusik an und Ihre Schiffbrüchigen schwimmen im Meer herum. Wenn Sie die Musik abstellen, sucht jedes Kind schnell Schutz auf einer Insel. Am Anfang findet jedes Kind auch eine. Aber beim nächsten Mal nehmen Sie vorher eine Insel weg. Beim übernächsten Mal wieder eine und so fort. Am Ende bleibt Robinson übrig – der König der Schiffbrüchigen.

Spinne rückwärts

Sie legen Steine, Schwämme oder Bierdeckel in Schlangenlinien mit einem Abstand von etwa dreißig Zentimetern aus. Die Kinder setzen sich hin, stützen sich hinten mit den Armen auf, ziehen die Beine etwas an und lupfen nun den Po hoch. Jetzt probieren sie, wie die Spinnen einmal vorwärts, einmal rückwärts über den Hindernisparcours zu gehen, ohne die Hindernisse zu berühren. Die ganz Kleinen krabbeln erst mal vorwärts über die Hindernisbahn.

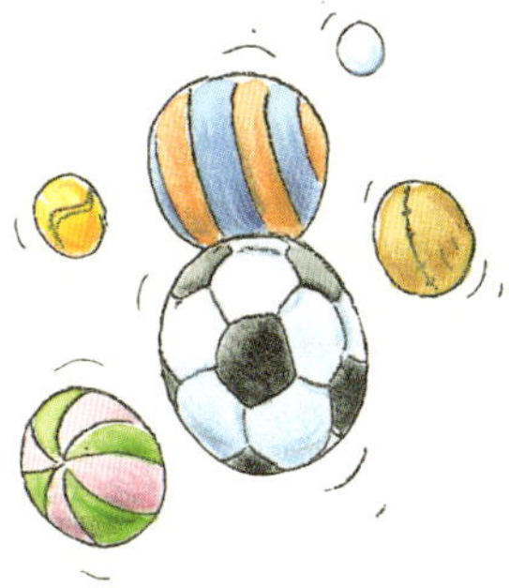

Gut gefüßelt

Für diese Übung brauchen Sie kleine Seile, kleine Bälle, Rollen mit Nähgarn, Tücher, kleines Spielzeug – alles, was sich mit den Füßen greifen lässt. Nun betasten die Kinder die unterschiedlichen Gegenstände und versuchen, sie hochzuheben. Wer hält sie am längsten und wer schafft wie viele? Füße müssen ebenfalls oft und vielseitig bewegt werden, denn sie geben den Kindern Halt und Sicherheit.

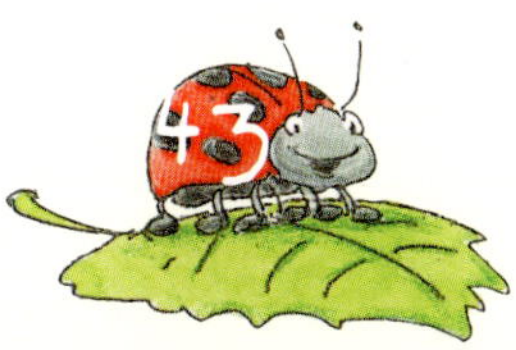

5 Bewegung stiftet Erfahrung

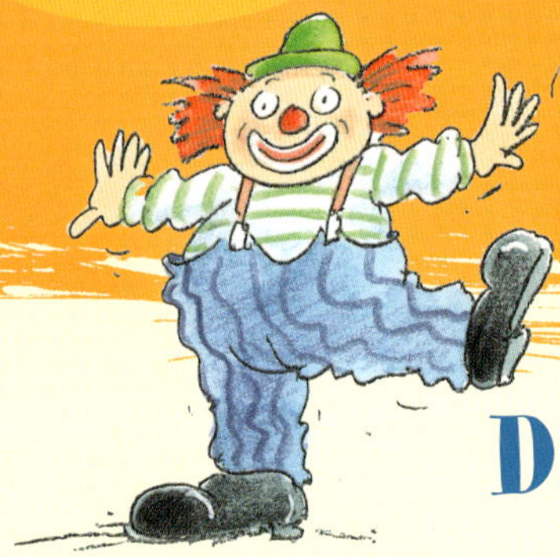

Die Welt be-greifen

Jedes Kind entwickelt sich auf seine ganz eigene Weise. Kinder wachsen zum Beispiel unterschiedlich schnell. Es gibt große Kinder und kleine, manche sind dick, andere dünn. Manche sprechen viel, manche reden nicht so gerne. Es gibt temperamentvolle Kinder und solche, die eher in sich gekehrt sind. Manche spielen lieber draußen, andere lieber drinnen. Einige sind nervöser und zappeliger, andere schon als Kind wie ein Fels in der Brandung. So bewegen sich auch manche Kinder lieber als andere. Kinder von Eltern, die sich selbst gerne bewegen und aktiv Sport betreiben, sind oft wesentlich aktiver. Ihr Vorbild ist in Sachen Bewegung genauso wichtig wie in allen anderen Bereichen des Lebens. Lernen Kinder von ihren Eltern nur, wie man es sich vor der Flimmerkiste gemütlich macht und passiv konsumiert, was andere vorproduzieren, wird ihre Bewegungslust – zumindest zu Hause – von vornherein beschränkt. Dadurch fehlen ihnen wesentliche Erfahrungen, auch im spielerischen Umgang mit anderen Kindern. Sie verarmen geistig. Schon der berühmte Pädagoge Johann Heinrich Pestalozzi sah in dem Streben nach Bewegung einen wichtigen Meilenstein nicht nur für die Ausbildung der vielseitigen Anlagen unseres Körpers, sondern auch des Herzens und des Geistes.

Indem sich ein Kind bewegt und im Spiel betätigt, erarbeitet es sich seine Welt und erfährt sie. Eigenständig muss es sich die gesamte Motorik erwerben, die es später braucht. Sie muss geübt und selbstständig gesteuert werden. Durch Partner- und Gruppenspiele erwirbt das Kind Erfahrungen mit anderen Menschen und erlebt sich in einem anderen Zusammenhang.

Tanz der Knall-Bonbons

Jeweils zwei Kinder tanzen zusammen, sie haben jedes einen Luftballon an den Fuß gebunden. Die Paare versuchen nun, sich gegenseitig die Luftballone kaputtzutreten. Sind die Luftballone kaputt, scheidet das Paar aus. Das Paar mit dem letzten Luftballon ist Sieger. Machen Sie sich darauf gefasst, dass dieser Tanz mit ziemlichem Gejohle vonstatten geht.

Ein anderes Geschicklichkeitsspiel mit Luftballonen geht so: Sie brauchen vier Kochlöffel, denen Sie weiße Baumwollhandschuhe „anziehen“. Nun bekommen zwei Kinder jeweils in jede Hand eine

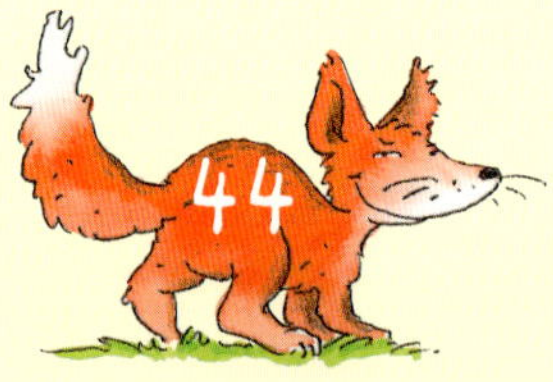

Kochlöffelhand und versuchen damit um die Wette einen Luftballon zu einem bestimmten Punkt zu tragen. Wer den Luftballon verliert, muss noch mal zurück an den Start.

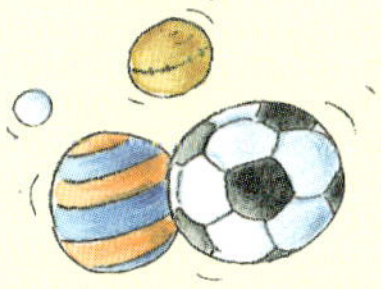

Eiertanz

Sie brauchen einige Bälle, die als „Eier“ dienen. Diese legen Sie in eine Reihe und stabilisieren sie – beispielsweise mit etwas Klebeband. Nacheinander versuchen die Kinder jetzt mit verbundenen Augen über die Bälle zu steigen, ohne sie dabei zu berühren. Wer einen Ball berührt, scheidet aus. Wer die meisten „Eier“ überwunden hat, ist Sieger.

Eierlaufen

Dieses klassische Kinderspiel eignet sich hervorragend für die Ausbildung des Gleichgewichtsinns und der Geschicklichkeit. Es wird eine kleine Laufstrecke mit Start und Ziel markiert. Jeweils zwei Kinder bekommen einen Löffel mit einem (gekochten) Ei darauf in die Hand. Damit sollen sie nun möglichst schnell vom Start ins Ziel laufen, ohne dabei ihr Ei zu verlieren. Wer als Erstes mit dem Ei ins Ziel kommt, hat gewonnen. Alle Gewinner spielen dann so lange gegeneinander weiter, bis nur noch ein Gewinner übrig ist.

In die Luft setzen

Zwei Kinder finden sich zum Paar zusammen. Sie stehen einander gegenüber und halten sich an den Händen fest. Nun beugen beide die Knie, gerade so, als wollten sie sich auf einen Stuhl setzen. Die Füße bewegen sich nicht vom Fleck weg. Das ist anfangs eine wackelige Angelegenheit. Die Kinder dürfen sich natürlich dabei nicht loslassen.

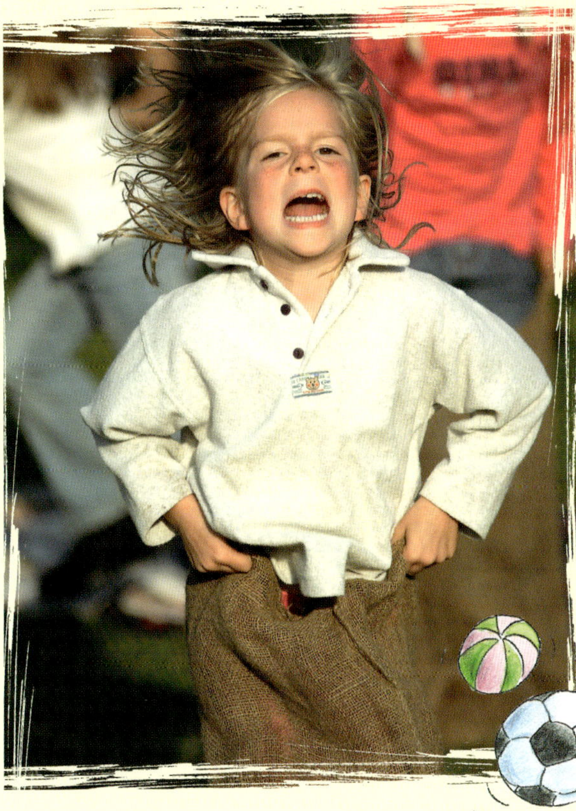

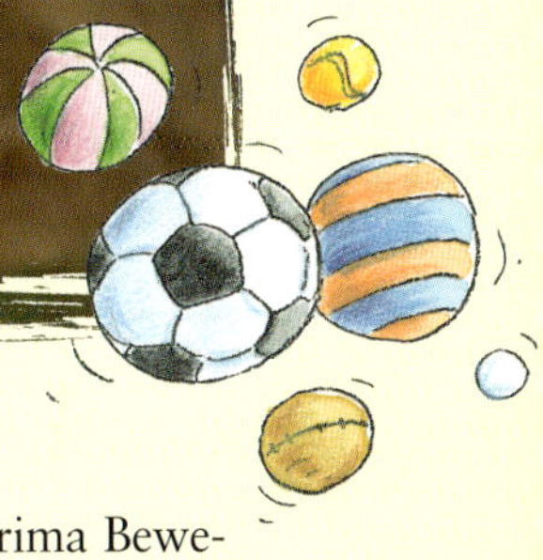

Sackhüpfen

Auch das gute alte Sackhüpfen ist eine prima Bewegungsübung. Sie brauchen dazu zwei große Säcke und eine Hüpfstrecke mit Start und Ziel. Zwei Kinder steigen jeweils in einen Sack und hüpfen vom Start zum Ziel um die Wette.

Schiffer, wie kommen wir über den Fluss?

Ein Kind ist der Schiffer, die anderen stehen auf der anderen Seite des Flusses und rufen: „Schiffer, was sollen wir tun, um auf die andere Seite zu kommen?“ Der Schiffer darf dann eine Bewegungsart angeben – schwimmen, hüpfen, tanzen, hopsen, kreiseln. Die Gruppe muss tun, was er sagt, und versuchen, so das andere Ufer des Flusses zu erreichen. Der Schiffer versucht dabei, einen anderen gefangen zu nehmen. Schafft er dies, gibt es zwei Schiffer. Dann geht das Spiel von vorne los. Wer am Ende übrig bleibt, hat gewonnen.

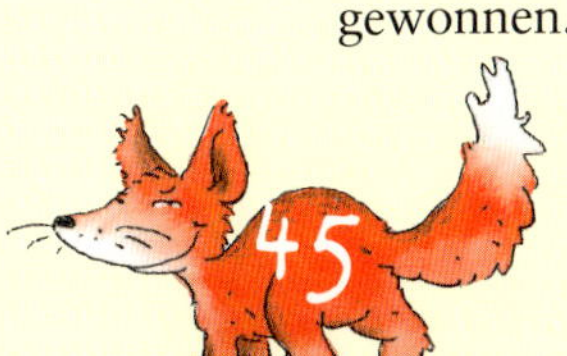

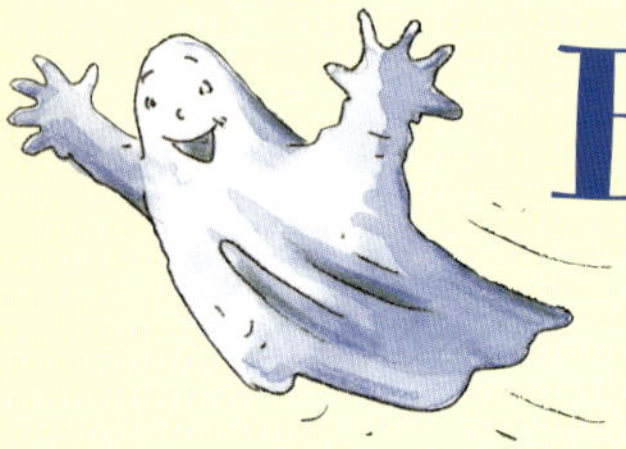

Echt zum Gruseln – die Geisterparty

Feen, Waldgeister, Poltergeister, Trolle, Hexen, Zauberer, Unholde, Vampire oder Piraten faszinieren Kinder. Auch daraus lassen sich besonders fantasievolle Bewegungsanlässe und Bewegungsgeschichten zaubern. Sie lassen sich gut mit dem Erleben der Natur verbinden. Vielleicht können Sie mit Ihren Kleinen einmal eine echte Geister- oder Vampirparty feiern.

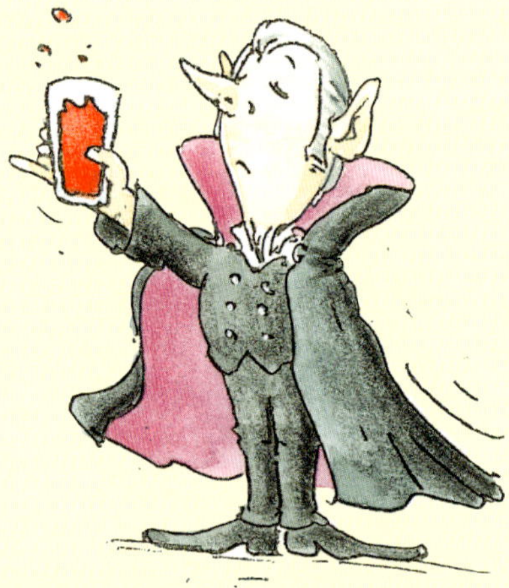

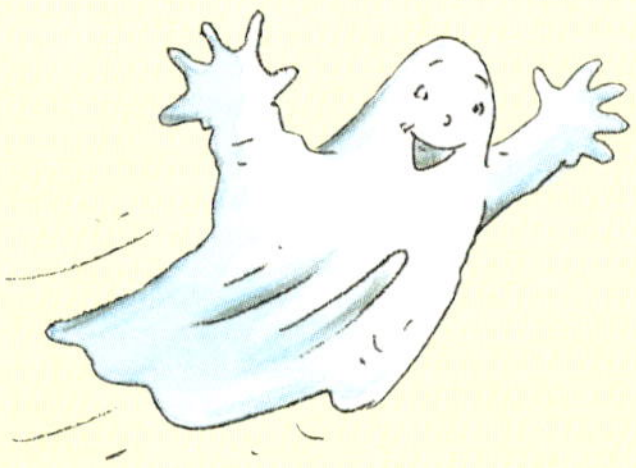

Geister-Casting

Sie stellen eine Truhe voll Verkleidungsmaterialien, Schminke und allerlei Zubehör zur Verfügung. Dann wird eine Jury (drei bis fünf Kinder) ausgelost. Die anderen dürfen sich verkleiden. Gesucht wird der schönste Geist (Fee, Troll, Pirat, Zauberer etc.) für einen echt gruseligen Geisterfilm. Die Kinder bekommen eine festgesetzte Zeit zum Verkleiden, die Jury überlegt sich inzwischen ein kleines Drehbuch für den Film. Es soll natürlich möglichst viel Bewegung darin stecken. Dann wird der schönste Geist ausgewählt, der im „Film“ die Hauptrolle spielt. Jetzt erklärt die Jury den Geistern, was sie spielen sollen. Und los geht's. Natürlich spielen alle Geister mit!

Vampirblut-Party

Würden Ihre Kinder nicht auch gerne mal einen Becher frisches Blut kosten? Jeder „normale“ Vampir und Graf Dracula wären hellauf begeistert. Denn sie sind ja nachts unterwegs und suchen Opfer, deren Blut sie schlürfen können. Deswegen werden alle Vampire zur Blutparty eingeladen.
Als Verkleidung brauchen Sie schwarze oder dunkelrote Umhänge, vielleicht Vampirzähne oder schwarze Lakritzohrringe, eine gruselige schwarz-rote Bemalung für das Gesicht, überall gemalte „Blutstropfen“ und – je nach Jahreszeit – rot abgehängte Fenster oder Lampen. Zu trinken gibt es natürlich roten Saft, zu essen möglichst nur rote Dinge. Da können Sie beispielsweise auch Kräuterquark mit ungiftiger Lebensmittelfarbe rot einfärben, roten Nudelsalat zubereiten oder rotes Brot anbieten.
Da sind Ihrer – auch gemeinsamen – Fantasie keine Grenzen gesetzt.

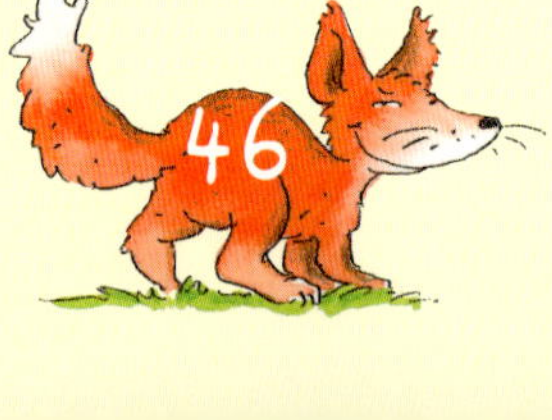

Graf Dracula geht um

Für dieses Spiel müssen Sie einen Raum gut abdunkeln können. Dann brauchen Sie so viele kleine Zettel wie Kinder mitspielen. Auf einen malen Sie Vampirzähne für Graf Dracula, auf einen zweiten ein Vergrößerungsglas für den Detektiv. Die anderen sind Nieten. Alle werden gut zusammengefaltet und in eine Schüssel gegeben. Nun zieht jedes Kind einen Zettel. Außer dem Detektiv darf kein Kind verraten, was auf seinem Zettel steht. Nun macht der Detektiv das Licht aus und bleibt am Lichtschalter stehen. Die anderen Kinder laufen im Dunkeln herum. Derweil verrichtet Graf Dracula sein finsteres Werk: Wenn er einem anderen Kind eine Hand auf die Schulter legt, fängt dieses an zu schreien und fällt zu Boden. Alle anderen erstarren. Der Detektiv macht sofort das Licht an und versucht herauszubekommen, wer Graf Dracula ist. Stimmt sein Verdacht, werden die Karten neu gemischt. Wenn nicht, geht das Licht wieder aus und Dracula sucht sich ein neues Opfer.

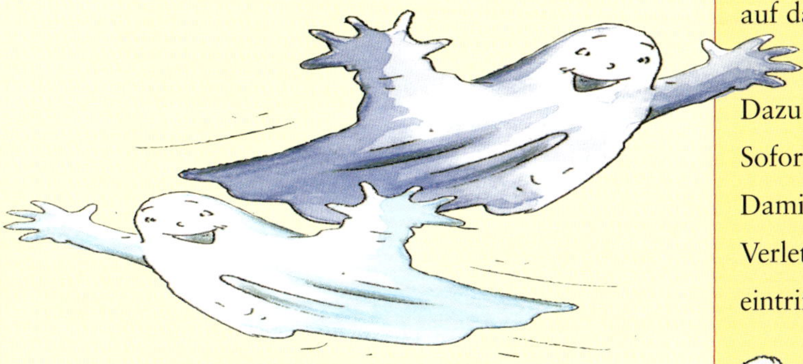

Erste Hilfe ist unerlässlich

Die vielfältigen Aktivitäten der Kinder bringen natürlich auch eine gewisse Verletzungsgefahr mit sich. Selbstverständlich müssen alle Spielgeräte regelmäßig darauf überprüft werden, ob sie einwandfrei sind. Fundamente dürfen nicht aus dem Boden ragen und müssen gründlich abgedeckt sein. Alle Schraub- und Steckverbindungen müssen überprüft, Strickleitern und Seile auf Verwitterungserscheinungen getestet werden. Generell sollte im Umfeld aller Spielgeräte falldämpfendes Material vorhanden sein. Auch Ihre Erste-Hilfe-Kenntnisse sollten regelmäßig aufgefrischt werden. Meist werden Sie jedoch mit kleineren Verletzungen konfrontiert werden – Sturzverletzungen wie Abschürfungen, Prellungen und Verstauchungen oder Beulen und kleinere Schnittwunden. Das lässt sich kaum verhindern und gehört zur Vorbereitung auf das Leben dazu. Deshalb sollten Sie für die schnelle Erstversorgung gerüstet sein: Dazu gehören Desinfektionsmittel, Wundsalbe, Sofort-Kälte-Kompresse, Verbände und Pflaster. Damit lassen sich im Notfall auch schwerere Verletzungen behandeln, bis professionelle Hilfe eintrifft.

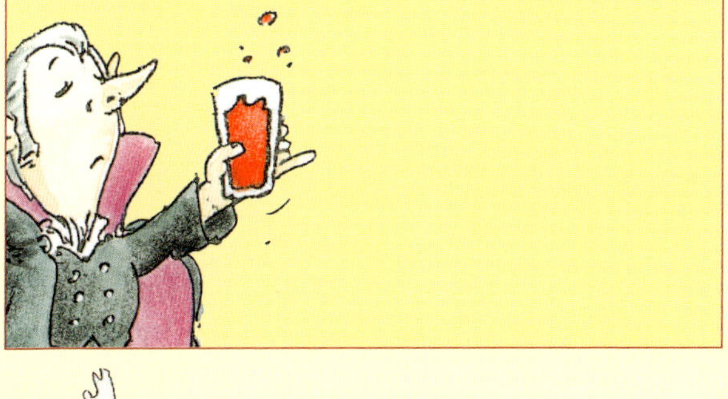

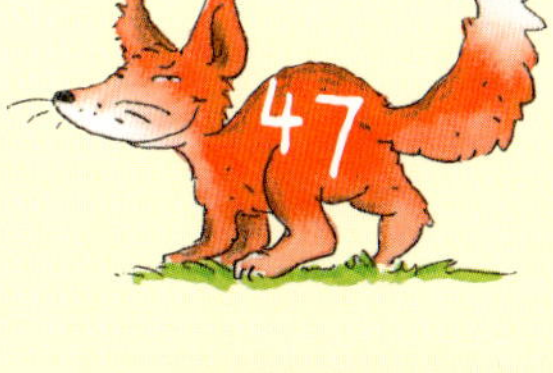

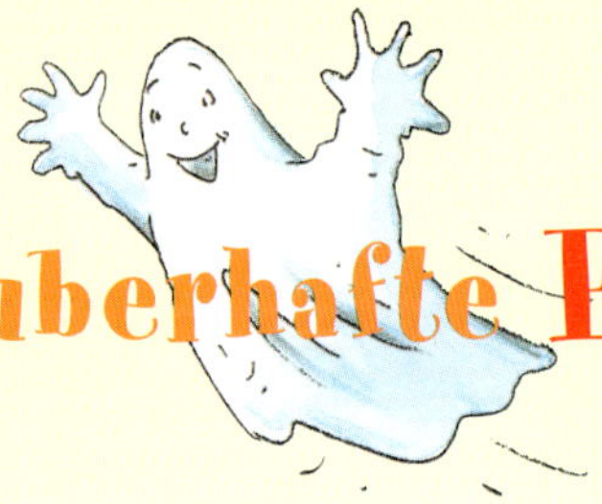

Zauberhafte Feen- und Geisterspiele

Geisterfüße

Sie legen eine Strecke fest mit Start und Ziel. Auf dieser Strecke verteilen Sie kleine Stofftaschentücher. An den Start gehen jeweils zwei Kinder. Sie sollen mit den Füßen die Tücher aufsammeln. Wer die meisten Taschentücher ins Ziel bringt, wird zum Geisterfuß des Tages gekrönt.

Geisterjagd

Dieses Versteckspiel eignet sich für drinnen und draußen, ist aber ein besonders schönes Spiel für den Wald.
Sie teilen die Kinder in zwei Gruppen ein. Die eine Gruppe spielt die Geister, sie bekommen alle ein gemeinsames Erkennungszeichen (etwa eine Geisterplakette), die anderen sind die Geisterjäger. Ein bestimmter Platz wird von Ihnen zur Geisterkammer erklärt, hier dürfen die kleinen Geister nicht gefangen genommen werden. Die Geisterjäger stecken die Köpfe zusammen und bekommen ein Tuch darüber gehängt, denn schließlich stecken sie ja auch unter einer Decke. Nun verstecken sich die Geister (nur in Ihrer Sichtweite!). Die Jäger beginnen nun, sie zu suchen und einzufangen. Sind alle Geister gefangen, wechseln die Gruppen.

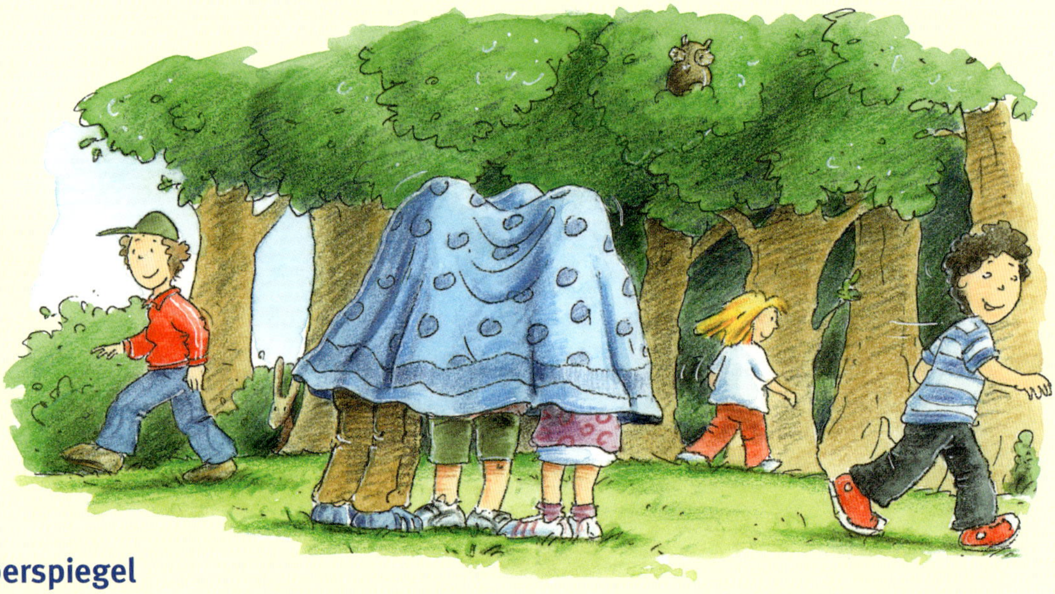

Zauberspiegel

Jeweils zwei Kinder stehen sich gegenüber und schauen sich an. Das eine Kind steht vor einem Zauberspiegel, das andere ist sein Spiegelbild im Spiegel. Nun bewegt sich das Kind vor dem „Spiegel“, das andere macht die Bewegungen sofort nach. Diese Übung trainiert die Reaktionsfähigkeit.

Variante:

Das Kind im Zauberspiegel ändert die Bewegungen des Kindes vor dem Spiegel etwas ab – es macht sie schneller, eckiger, langsamer oder spiegelverkehrt.

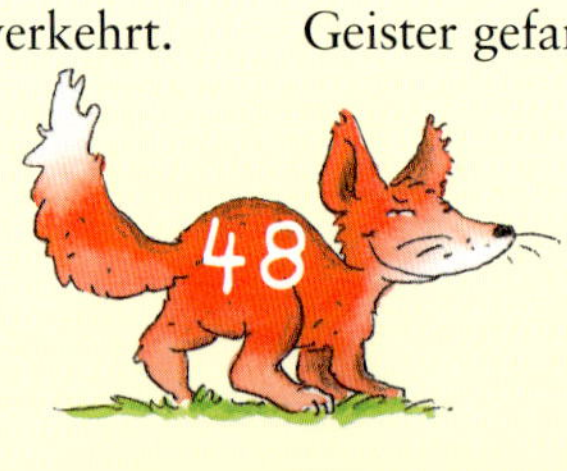

Geisterbahn

Die Kinder bauen sich aus allen möglichen Dingen aus dem Kindergarten einen Hindernislauf auf – am schönsten ist es draußen. Die Hindernisse können ganz verschiedenartig sein, der Fantasie der Kinder sind keine Grenzen gesetzt.

Dann werden Aufgaben gestellt:

- eine Aufgabe, die Vorsicht erfordert – etwa ein rohes Ei (oder besser gekocht?) auf einem Löffel zum Ziel tragen und dabei diverse Hindernisse überschreiten und umschiffen;
- eine Aufgabe, für die Kinder Kraft brauchen – etwas Schweres tragen oder hinter sich herziehen;
- eine Aufgabe, die Geschicklichkeit erfordert – etwas zusammensetzen oder aufbauen.

Jedes Kind muss den Parcours durchqueren und dabei die Aufgaben erfüllen. Bei diesem Spiel werden die einzelnen Fähigkeiten der Kinder angesprochen. Um sie nicht zu entmutigen, sollte es keinen Gewinner und keine Verlierer geben.

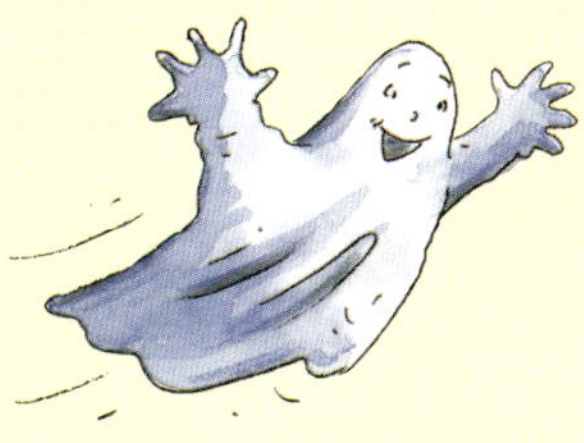

Geistertheater

Sie brauchen für dieses Spiel einen Raum, den Sie verdunkeln können, ein altes Bettlaken, eine kleine Lampe und etwas, womit Sie das Bettlaken befestigen können – etwa Heftzwecken. Das Laken wird straff in einen Türrahmen gespannt. Der Raum wird abgedunkelt und die kleine Lampe etwa zwei Meter vom Laken entfernt angemacht. Zwischen Lampe und Laken steht ein Geist. Die anderen Kinder befinden sich auf der anderen Seite des Lakens. Der Geist spielt seinen Zuschauern etwas vor und sie sollen raten, was es ist. Der Geist darf dabei alle möglichen Bewegungen und Verrenkungen machen und auch passende Geräusche von sich geben. Jedes Kind sollte einmal der Geist sein.

Feenflug

Die Kinder sitzen im Kreis, in dessen Mitte ein Kind mit verbundenen Augen steht. Die Kinder auf den Stühlen bekommen von Ihnen Namen: Baum, Busch, Glockenblume, Waldwiese – Namen von Orten, an denen sich Feen gern aufhalten. Nun darf das Kind mit den verbundenen Augen den Flug der Feen ansagen, zum Beispiel: Die Feen fliegen vom Sonnenfeld zum Trollwald. Die beiden Feen mit diesen Namen stehen nun so leise wie möglich auf, um die Plätze zu tauschen. Dabei müssen sie das Kind in der Mitte einmal leise antippen. Dieses muss versuchen, eine Fee zu fangen. Gelingt ihm das, wird die gefangene Fee das nächste Kind in der Mitte.

Tanzen wie von Geisterhand

Für dieses Tanzspiel brauchen Sie eine kleine Trommel oder eine Pfeife. Die Kinder tanzen durch den Raum. Wenn Sie laut pfeifen, machen sie dabei große Schritte und Bocksprünge. Pfeifen Sie leise, tänzeln sie in kleinen Schritten und machen nur winzige Bocksprünge. Pfeifen Sie schnell hintereinander, müssen sich die Kinder dabei schneller bewegen. Sie können auch andere Gangarten ansagen: hüpfen, auf Zehenspitzen gehen, stampfen oder galoppieren.

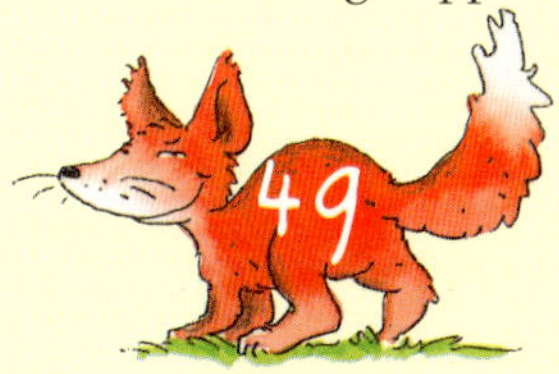

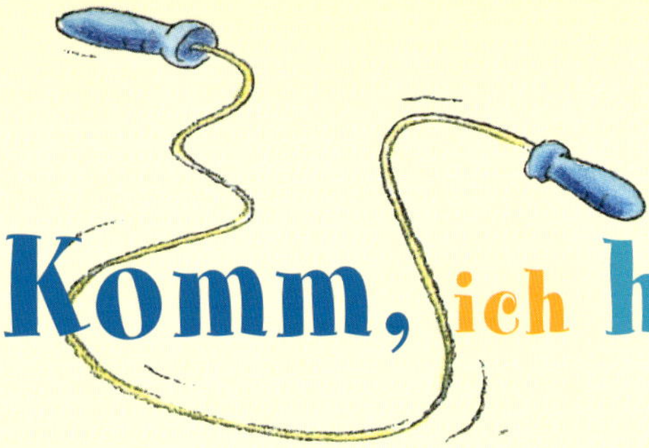

Komm, ich halt dich fest

Manche Kinder haben Angst, sich zu bewegen. Sie haben nicht genügend Erfahrung mit freien Bewegungen gemacht, sodass sie sich davor geradezu fürchten müssen. Zudem sind Kinder ja auch unterschiedlich, was dem einen liegt, muss dem anderen nicht unbedingt Spaß machen. Haben sie schlechte Erfahrungen gemacht oder Schmerzen erlitten, vermeiden sie gewisse Spiele und Bewegungen von vornherein. Weil ihnen die Bewegungserfahrungen fehlen, werden Gleichgewichtssinn und Muskeln nicht ausreichend gefördert und trainiert. Das Kind wird immer ängstlicher und unsicherer auf den Beinen. Manch eines zieht sich dann völlig zurück. Am Ende traut es sich gar nichts mehr zu. Hinzu kommt dann oft noch der Spott der anderen Kinder.

Nichts ist erfolgreicher als der Erfolg

Daraus entsteht rasch ein Teufelskreis – das liegt auf der Hand. Kinder, die sich nichts zutrauen und sich schlecht fühlen, bewegen sich immer weniger. Dann werden sie noch dicker oder noch linkischer. Solche Kinder in Ihrer Gruppe brauchen Ihre besonders liebevolle Aufmerksamkeit. Sie müssen sie behutsam an Bewegung und Toben heranführen. Helfen Sie ihnen, über den eigenen Schatten zu springen, ohne dass dies als Zwang oder Prüfung empfunden wird. Bewegung wird gerade solchen Kindern zu einem stärkeren Selbstbewusstsein verhelfen, denn sie werden sich insgesamt sicherer fühlen, auch im übertragenen Sinne einen festeren Stand haben und sich sicherer bewegen. Schnelle kleine Erfolgserlebnisse sind für sie besonders wichtig. Schon einfache Bewegungen, die sie nach Ihrem Vorbild nachmachen und üben können, bringen diesen Kindern ein erstes Gefühl dafür, wie angenehm Bewegung ist.

Ein ängstliches oder besonders sensibles Kind sollte rasch positive Erfahrungen machen können. Loben Sie es für jeden kleinen Fortschritt. Anfängliche Missgeschicke sollten Sie nicht besonders erwähnen. Noch ist kein Meister vom Himmel gefallen, sagt der Volksmund. Und versuchen Sie herauszubekommen, was dem Kind besonders Angst bereitet. Woran könnte das liegen? Versuchen Sie, mit dem Kind über seine Ängste und Gefühle zu sprechen und ihm den Rücken zu stärken. Auf alle Fälle sollten Sie darauf achten, dass es wegen seiner Ängstlichkeit nicht bloßgestellt wird oder sich noch mehr zurückzieht.

Vertrauen lernen

Zwei Kinder stehen Rücken an Rücken. Zunächst sind die Füße geschlossen, die Arme hängen locker an den Seiten. Sie atmen dabei tief und gleichmäßig. Nun verlagern sie das Gewicht etwas auf das rechte Bein und den rechten Fuß. Dabei sollen sie sich vorstellen, ihr rechter Fuß wüchse in die Erde hinein und wäre ihre Wurzel, die sie festhält. Das gibt Kraft, die aus der Erde kommt. Nun winkeln sie das linke Bein an und stellen den Fuß an die rechte Knie-Innenseite. Das linke Knie zeigt nach außen. Die beiden Hände nehmen sie in Gebetshaltung vor die Brust oder bilden damit ein Dach über dem Kopf. In dieser „Baumhaltung“ verweilen sie, solange sie können. Wenn das eine Kind „schwächelt“, kann

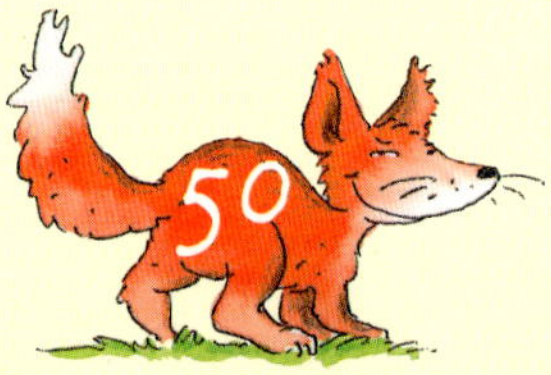

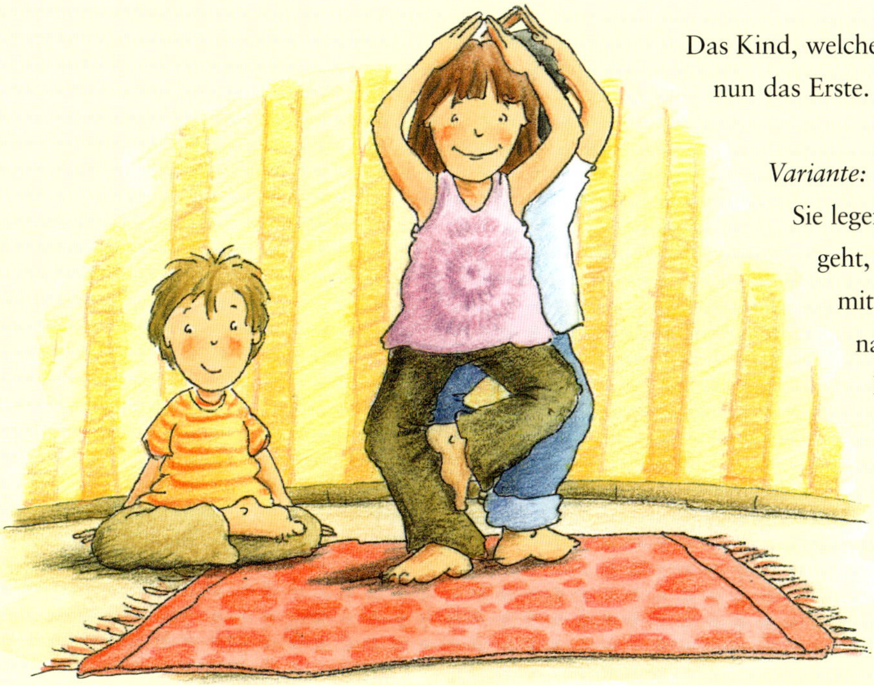

Das Kind, welches zuletzt in der Mitte ankam, ist nun das Erste.

Variante:
Sie legen dem Kind, das in die Mitte geht, ein Säckchen auf den Kopf, das mit Reis gefüllt ist. Dieses darf natürlich beim Gehen nicht vom Kopf fallen. Es können auch andere Gangarten gewählt werden.

das andere versuchen, das aufzufangen, was meistens in großem Gekicher endet. Will ein Kind kein Baum mehr sein, lässt es zunächst vorsichtig die Arme sinken und stellt dann das Bein wieder auf die Erde. Dabei passt es auf, dass der andere Baum nicht gefährdet wird.

Der Marsch zum Mittelpunkt

Für diese Übung können Sie mit Kreide eine Spirale auf den Boden malen oder Gegenstände zu einer Spirale auf den Boden legen, der Mittelpunkt sollte groß genug für mehrere Kinder sein. Jedes Kind läuft auf der Spirale auf die Mitte zu. Wenn Sie die Spirale mit Kreide gemalt haben, soll das Kind genau Fuß vor Fuß auf die Mitte zugehen, sonst neben den Gegenständen. Wer daneben tritt, muss aufhören. Wenn alle Kinder in der Mitte versammelt sind, fassen sie sich in der Reihenfolge, wie sie gekommen sind, an den Händen und gehen gemeinsam im Gänsemarsch Fuß für Fuß wieder zurück.

Eine Extraportion Schlaf macht schlau

Kinder, die sich ausreichend bewegen, sind am Ende eines Tages auch rechtschaffen müde. Leider kommen Kinder heute jedoch vielfach nicht früh genug ins Bett. Nicht selten dürfen sie sogar abends noch fernsehen. Gehen Kinder jedoch nur eine Stunde später ins Bett als gewohnt, kann das ihre Aufmerksamkeit und ihre Gehirnfunktionen beeinträchtigen. Forscher von der Universität Tel Aviv testeten die Fähigkeiten von Kindern – etwa Reaktionszeiten und Erinnerungsvermögen – nach mehr oder weniger Schlaf. Mit weniger Schlaf erzielten die Kleinen deutlich schlechtere Ergebnisse. Eine Extrastunde Schlaf dagegen brachte die geistige Fitness nach oben.

6 Bewegung bewirkt Selbstvertrauen

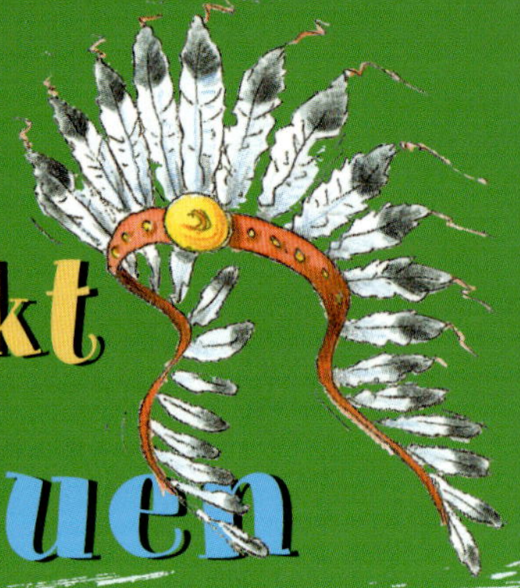

Sich in seinem Körper wohl fühlen

Der menschliche Körper ist ein großes Wunderwerk, bestehend aus vielen kleinen faszinierenden Wundern. Kinder machen sich mit ihrem Körper erst allmählich vertraut. Wie er funktioniert und was er schon alles kann – vieles ja von ganz alleine – ist spannend und macht sie stolz. Wie in allen anderen Lebensbereichen auch sind Kinder ganz wesentlich auf das angewiesen, was wir ihnen an Wissen, Erfahrungen und Gefühlen über den Körper mit auf den Weg geben. Für die seelische und körperliche Gesundheit und Authentizität ist es entscheidend, auf welchem Fuß wir mit dem „Haus" stehen, das uns die Natur mit auf den Weg gegeben hat. Wer auf Kriegsfuß mit seinem Körper steht, kann kein wirkliches Selbstvertrauen entwickeln. Dazu gehört auch, dass man seinen Körper durch Bewegung kennen lernt und lernt, was man ihm zutrauen kann.

Viele Kinder fühlen sich nicht wohl in ihrer Haut – insbesondere wenn sie zu dick sind oder sich nicht genügend bewegen. Auch kleine Zappelphilippe, Tollpatsche oder Wüteriche sind in ihrem Körper meist nicht zu Hause. In vielen Fällen ist das auf einen Mangel an Bewegung zurückzuführen. Ohne Bewegung können Kinder keine gesunde Selbstliebe entwickeln, bekommen kein Gefühl für ihre Stärken und Schwächen. Wer kein Selbstvertrauen hat, findet selten die Anerkennung von anderen Menschen, die wir brauchen, um gesund zu bleiben. Liebevolle Zuwendung ist Balsam für kleine und große Seelen. Doch genau das fehlt oft den Kindern, die sich nicht bewegen können und einen linkischen Eindruck machen.

Meine liebsten Körperstellen

Auf großen Bahnen Packpapier zeichnet jedes Kind die Umrisse seines Körpers. Dann malt es in seinen Körper hinein, welche Stellen oder Teile es besonders mag. Welchen Teil von sich mag es gar nicht leiden? Warum ist das wohl so? Mag es darüber sprechen? Die Kinder können auf ihrem Umriss auch noch andere Spuren hinterlassen: Sie können mit Lippenstift Kussmünder aufdrücken, mit Wasserfarbe ihre Fuß- und Handspuren oder Fingerabdrücke darauf stempeln. Wenn Platz genug ist, können die Kinder diese Bilder an die Bewegungswand kleben.

Wir sind alle vernetzt

Dieses Spiel können Sie drinnen und draußen spielen. Die Kinder finden sich paarweise zusammen. Sie suchen sich gemeinsam einen Körperteil aus.

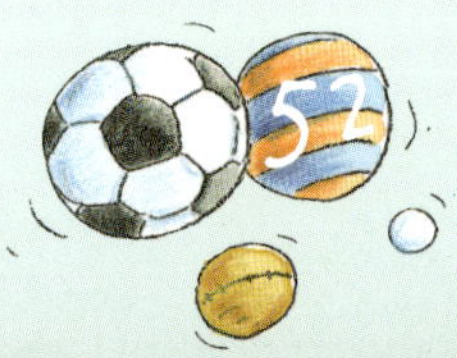

Hier „vernetzen“ sie sich – etwa an den Oberschenkeln, dem Po oder dem Hinterkopf. Sie versuchen nun, sich frei im Raum zu bewegen, ohne den Körperkontakt zu verlieren. Sie können vielleicht auch tanzen. Das ist ziemlich schwierig – aber auch sehr lustig.

Ich bin ich und du bist du

Die Kinder gehen frei im Raum herum. Sie fordern sie auf, einander zu betrachten und auf eine Eigenschaft besonders zu achten – z. B. die Haarfarbe – und sie mit der eigenen zu vergleichen. Nach einer Weile fordern Sie ein Kind auf, alle Kinder mit blonden Haaren zu finden. Oder die Kinder sollen sich paarweise zusammenfinden, z. B. Paare mit einer ähnlichen Haarfarbe. Andere Merkmale können Socken- oder Pulloverfarbe sein, die Größe, die Augenfarbe oder die Form der Hosen.

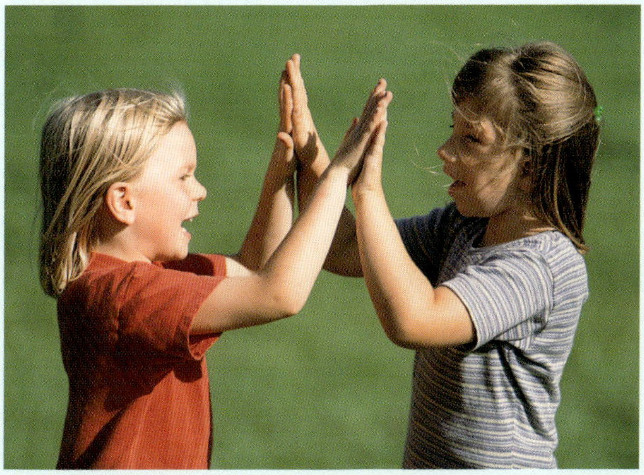

Die klassische Kinderwippe

Zwei Kinder stehen sich gegenüber, sie halten sich mit gestreckten Armen an den Händen fest, die Fußspitzen berühren sich. Nun geht das eine Kind nach hinten geneigt in die Hocke, das andere muss das Gegengewicht halten. Dann wird es umgekehrt gemacht. Die Wippe geht ein paar Mal auf und nieder.

Hampelmann

Eine andere klassische Bewegungsübung ist der Hampelmann: Die Kinder stehen gerade mit geschlossenen Beinen und haben die Hände an die „Hosennaht“ gelegt. Nun spreizen sie mit einem kleinen Sprung die Beine auseinander und klatschen gleichzeitig dazu die Hände über dem Kopf zusammen. Mit einem Sprung geht es wieder in die Ausgangsstellung zurück.

Klatsch, klatsch, fleißige Händlein

Die Kinder stehen sich zu zweit gegenüber. Beide erheben die Hände. Nun klatschen sie in die eigenen Hände, dann mit beiden Händen gegen die Hände das anderen Kindes. Danach schlagen sie die eigenen Hände wieder zusammen. Dann klatschen die beiden rechten Hände zusammen. Danach schlagen beide wieder in die eigenen Hände. Als nächstes die linken Hände und dann wieder die eigenen. Nun beginnt das große Klatschen wieder von vorn, aber etwas schneller. Wer gibt zuerst auf?

Wilde Ziegen

Sie malen mit Kreide einen Kreis auf den Boden. Zwei Kinder stehen einander gegenüber, sie sind wilde Ziegen, die miteinander kämpfen wollen. Sie bekommen ein Kissen zwischen die Hörner, sprich die beiden Köpfe. Nun versucht jede Ziege, die andere mit ihren „Hörnern“ aus dem Revier zu vertreiben. Die Ziege, die gewinnt, darf sich einen neuen Partner aussuchen. Am Ende bleibt die Platzziege übrig.

Bei den Indianern hugh, ich habe gesprochen!

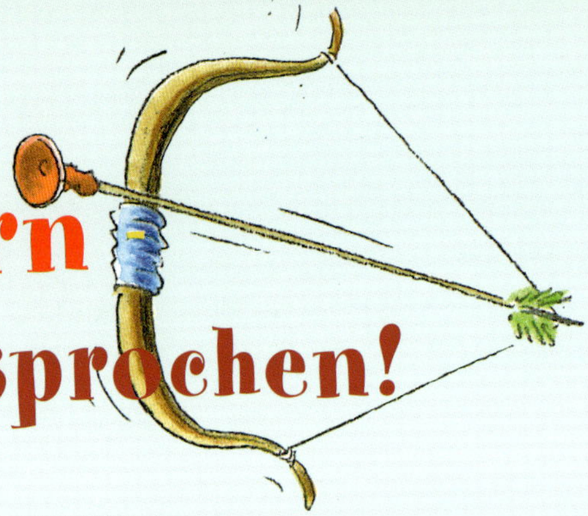

Indianer und der wilde Westen haben nichts von ihrer Bedeutung verloren. Winnetou und Old Shatterhand sind beliebte Spielfiguren, die fast jedes Kind kennt. Auch im Karneval sind sie die mit am häufigsten dargestellten Figuren bei Kindern. Da sich die Indianer der alten Vorlagen vorwiegend im Freien aufhalten, bieten sie sich für Bewegungsspiele draußen an.
Natürlich wollen die Kinder dafür alle passend angezogen sein. Wer will sich als Indianer verkleiden, wer will Trapper sein? Wer will als Squaw auftreten? Wie soll das Umfeld gestaltet sein?

Ein Tipi für geheime Besprechungen

Ein Zelt oder ein Tipi ist für kleine Indianer unbedingt nötig. Sie brauchen große, gerade Zweige oder Latten – etwa zwei Meter lang, Decken oder Bettlaken, Schnur und Wäscheklammern. Auf einem Platz am Kindergarten werden die Äste im Kreis in den Boden gesteckt. Nun werden die Zweige oben zusammengebunden, die Decken über die Hölzer gelegt, festgebunden oder mit Wäscheklammern festgeklammert. Die Kinder wollen das Zelt sicher bemalen. Auf alle Fälle tanzen richtige Indianer bei jeder Gelegenheit um das Zelt herum. Vor dem Zelt gibt es natürlich ein Lagerfeuer, das Sie gemeinsam aus gelbem Seidenpapier basteln können. Hier sitzen die Indianer und die Trapper, wenn sie ihre Friedensverträge aushandeln oder gerade das Kriegsbeil begraben haben. Diese Einrichtung können Sie auch nutzen, um Streitigkeiten unter den Kindern auszuräumen. Natürlich wird dieses dann mit einem großen Indianer-Ehrenwort besiegelt.

Häuptling wackelnder Kopf

Indianer haben viel bezeichnendere und lustigere Namen als wir. Sie heißen beispielsweise „Mutiger Büffel“, „Tanzender Wolf“ oder „Schneller Fuß“. Eine Katze würde vielleicht „Fuchtelnde Pfote“ oder „Schnurrende Dose“, ein Hund „Bruder stinkendes Maul“ heißen. Welche Namen können sich die Kinder vorstellen? Jedes von ihnen sollte einen Namen bekommen, der in irgendeiner Form etwas mit Bewegung zu tun hat – etwa „Zappelige Laus“ oder „Flinke Hand“. Jedes Kind sucht seinen Namen selbst aus und stellt sich den anderen vor.

Feindliches Lager

Die Kinder sollen das Lager eines anderen, feindlichen Indianerstammes auskundschaften. Dazu müssen sie zunächst durch einen Wald, um einen See herum, einen Berg hinauf und durch eine steinige Prärie. Diese Hindernisse können eine kleine Waschwanne sein, ein Stuhl, eine Zimmerpflanze. Zwischendurch legen sie immer mal wieder ihr Ohr an die Erde, um zu lauschen, ob der Feind naht. Dann müssen sie sich an das Dorf oder das Lager anschleichen. Hier sitzen die Gegner mit verbunde-

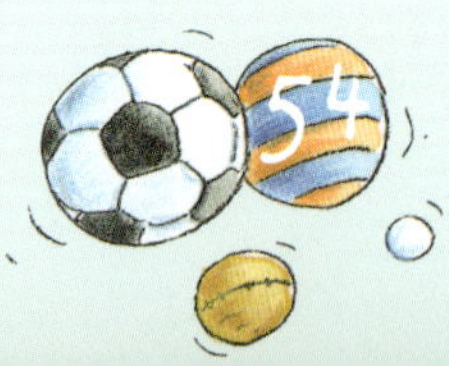

nen Augen. Ein Indianer nach dem anderen schleicht sich leise an. Sobald einer derjenigen mit verbundenen Augen ein Geräusch hört, bricht er in lautes Kriegsgebrüll aus.

Beine der Indianer zu schießen, wenn er seine Freiheit wieder bekommen will. Die Indianer dürfen dabei die Beine nicht bewegen, sie dürfen nur mit den Händen – Oberkörper nach unten gebeugt – den Ball abwehren. Wer den Ball durchlässt, ist der nächste Gefangene.

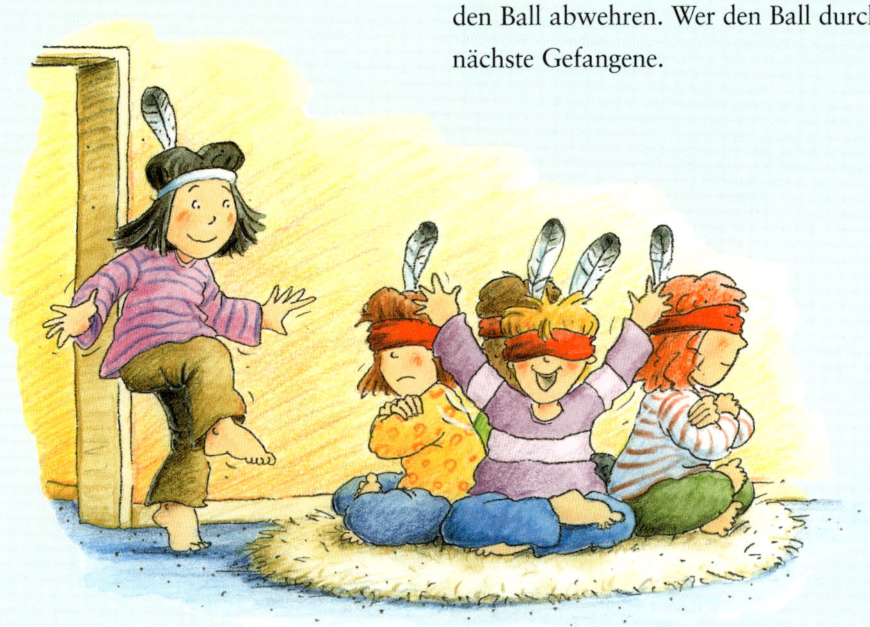

Pfeil und Köcher

Natürlich müssen hungrige Indianer auch essen. Dazu wollen sie einen Büffel erlegen. Sie zeichnen eine Büffel-Herde auf Packpapier, das sie an einer Wand befestigen. Die Kinder bekommen kleine Eimer (= Köcher) mit Pfeilen. Für die Pfeile brauchen Sie Korken, in die Sie jeweils ein kleines Loch geritzt und eine Feder hineingesteckt haben. Die Kinder versuchen nun, die Büffel zu treffen. Wer die meisten Büffel trifft, hat für die Indianer das Essen besorgt.

Indianerkampf

Die Indianer haben ein Bleichgesicht gefangen genommen. Sie stellen sich im Kreis um ihren Gefangenen, dicht an dicht, Bein an Bein. Die Beine sind leicht gespreizt, sodass ein Ball hindurchpasst. Der Gefangene muss nun versuchen, den Ball durch die

20.000 Atemzüge am Tag

Wir atmen ungefähr 10- bis 15-mal in der Minute. Das sind circa 20.000 Atemzüge am Tag. Wenn wir uns anstrengen – also etwa wenn wir schnell laufen – atmen wir häufiger und bekommen so mehr Luft in die Lunge. Die Lunge nimmt beim Einatmen Sauerstoff auf und gibt ihn an das Blut weiter. Hier klammert sich der Sauerstoff an die roten Blutkörperchen, die ihn in die entlegensten Winkel transportieren. So kommt es, dass auch unser Gehirn mehr Sauerstoff bekommt, wenn wir „auf Achse“ sind.

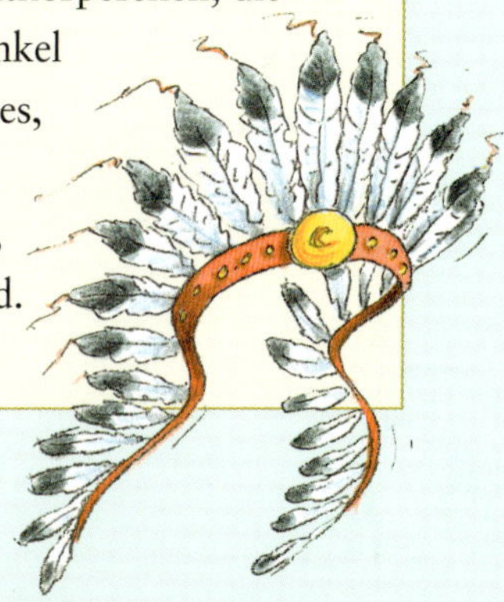

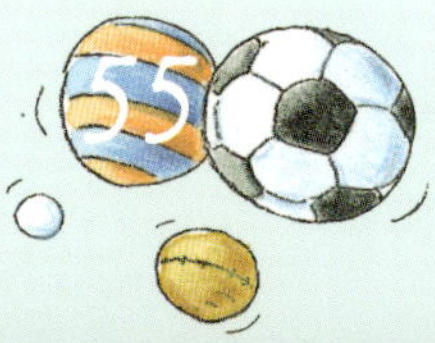

Bewegung heißt auch Wettkampf

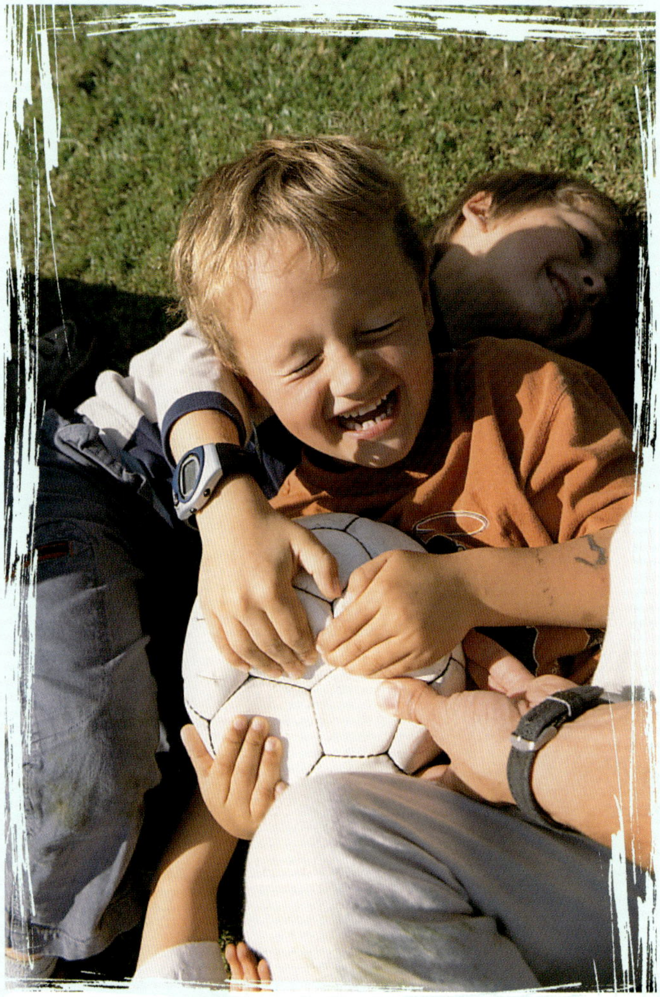

Jedes Kind soll Erfolg und Spaß haben, um sich optimal entwickeln zu können. Deswegen sollten Ihre Schützlinge auch nie zum Mitmachen gezwungen werden. Am besten ist es, wenn Sie die Spiele und Bewegungsübungen in der Regel so gestalten, dass ein Kind selbst entscheiden kann, ob und wann es mitmachen will. Natürlich sollte das Kind dabei nicht zum Spielverderber für die anderen Kinder werden. Die Spiele müssen Sie mit unsichtbarer Hand dirigieren, damit beispielsweise nicht immer dasselbe Kind bei der Paarbildung übrig bleibt. Bereits im Kindergarten werden manche Kinder gezielt ausgegrenzt. Diese Kinder brauchen Ihre besondere Zuwendung, auch wenn Sie selbst vielleicht das eine oder andere Mal über Ihren eigenen Schatten springen müssen.

Ein überwiegender Teil der Übungen sollte frei von Leistungsdruck sein und nicht in die Nähe eines Wettkampfes rücken. Jedes Kind muss die Gelegenheit haben, sich gut zu fühlen. Denn sonst verbinden Kinder Bewegung automatisch mit Druck und nicht mit Spiel und Spaß als natürlichem Teil ihres Lebens. Die Kinder müssen auch lernen, dass jeder Mensch andere Stärken und Schwächen hat und dass ihre eigenen Schwächen ebenso akzeptiert werden wie die von anderen Kindern.

Dennoch sind viele Spiele mit einem Wettstreit verbunden. Dabei geht es immer wieder um die Frage: Wer kann was besser als die anderen? Auch das ist ganz wichtig für die Entwicklung, denn Kinder sollen ja nicht vor Leistung geschützt, sondern in ihrer Leistungsbereitschaft gefördert und gefordert werden. Doch häufig sind die Fähigkeiten ungleich verteilt und es gewinnt immer derselbe. Oder umgekehrt: Es bleibt immer dasselbe Kind am Spielfeldrand. Für zurückhaltende, schüchterne und ängstliche Kinder kann das zu einer großen Qual werden.

Wer verliert schon gern?

An einige allgemeine Spielregeln müssen sich alle halten. Diese sollten Sie immer wieder aufzählen und falls nötig erklären. Natürlich haben die meisten Spiele ihre eigenen Regeln. Meist verstehen Kinder diese Regeln schnell und sorgen auch selbst dafür, dass sie eingehalten werden. Ihre Aufgabe ist es zunächst einmal, allen Kindern die gleichen Startchancen zu vermitteln. Sie lernen sich einzupassen in eine Gemeinschaft, gelegentlich die Führung zu übernehmen und auch von anderen geführt zu werden. Und natürlich lernen sie auch, dass sie mal Gewinner und mal Verlierer sind. Das spornt sie an, sich für sich selbst und ein gemeinsames Ziel anzustrengen. Halten Sie – wie gesagt – ein Auge darauf, dass es keine „ewigen Verlierer“ gibt.

Logischerweise gehört auch ab und an ein Streit zu Spiel und Wettkampf. Zunächst einmal sollten Sie sich nicht gleich einmischen – vor allem wenn sich zwei gleich starke Partner streiten. Kinder haben durchaus die Fähigkeit, auch ihre eigenen Lösungen zu finden. Wenn es jedoch zum Austausch übler Schimpfworte oder gar Handgreiflichkeiten kommt, dulden Sie dies nicht und unterbrechen Sie die „Kampfhandlungen“. Nach einer kleinen Beruhigungsauszeit sollten Sie mit den Streithähnen sprechen, um die Auseinandersetzung zu beenden. Ergreifen Sie dabei keine Partei, sondern suchen Sie eine Möglichkeit zur Versöhnung, bei der beide ihr Gesicht wahren können. Wenn die Kleinen erleben, dass man einen Streit zu einem Ende führen kann, so stärkt das ihr Selbstvertrauen.

Aus diesem Selbstvertrauen heraus wächst ihre Fähigkeit, sich in die Gruppe einzuordnen und in ihr zu bestehen. Sie lernen, dass man sich manchmal durchsetzen, aber auch einstecken muss.

Sie üben eine eigene Position zu finden und diese sich ändernden Zielen anzupassen. Sie lernen über ihre Gefühle und Bedürfnisse zu sprechen.

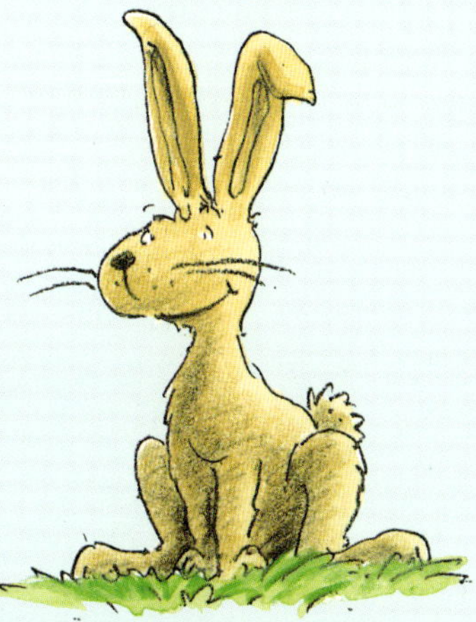

Knuddeltier

Die Kinder tanzen frei im Raum herum – vielleicht machen Sie dazu eine schöne Musik. Wenn Sie die Musik ausstellen und „Knuddeltier“ rufen, nehmen sich jeweils die zwei Kinder, die sich am nächsten stehen, in den Arm und knuddeln sich ganz fest. Haben Sie eine ungerade Kinderzahl, knuddeln Sie das Kind, das übrig bleibt. Dann stellen Sie die Musik wieder an bis zur nächsten Unterbrechung. Sie können die Paare auch anders zusammenstellen – etwa nach der Farbe der Augen, der Socken, dem Muster der Pullover, der Farbe der Haare. Diese Übung soll dafür sorgen, dass alle Kinder einmal auf liebevolle Weise miteinander in Kontakt treten.

Auch Lachen ist Bewegung

Im Gesicht haben wir über 50 Muskeln. Wenn wir sie bewegen, zeigen wir anderen, was uns bewegt: Überraschung, Unmut, Freude, Stolz, Wut oder Trauer. Auch wenn wir lachen, bewegen wir viele Muskeln im Gesicht. Durch das feine Zusammenspiel von Gefühlen und Gesichtsmuskeln können wir fast jede Gemütsbewegung ausdrücken. Das versteht jeder Mensch auch ohne Worte – egal in welchem Teil der Erde er lebt und welche Sprache er spricht.

Kinder lachen bis zu 400 Mal am Tag, wir Erwachsenen bringen es nur noch auf etwa 20 Mal. Beim Lachen bewegen wir einen großen Teil unserer Gesichtsmuskeln. So trainieren wir sie und geben unserem Stoffwechsel einen Kick. Das Gehirn entspannt sich und belohnt uns mit Wohlbehagen. Lachen ist eine heilende und schützende Kraft, denn es beflügelt das Gehirn und stärkt das Immunsystem.

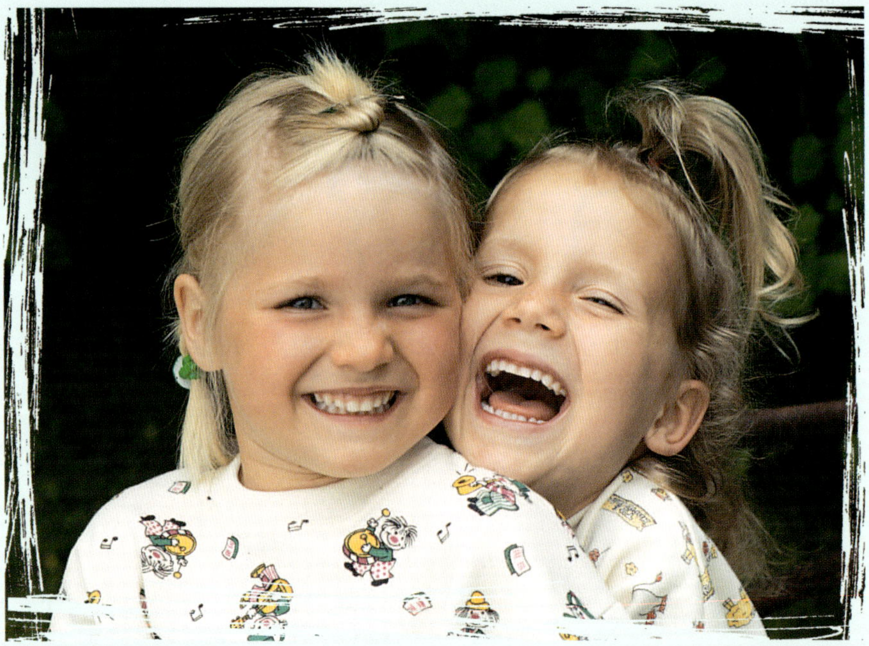

Dabei werden körpereigene Glücklichmacher ausgeschüttet – wie bei der Bewegung allgemein. Sie steigern das Wohlbefinden, kurbeln die Abwehrkraft an, trainieren Herz- und Kreislauf, versetzen Zwerchfell, Skelett und Muskeln in positive Schwingungen. Beim Lachen steigt die Zahl der natürlichen Killerzellen, die Krankheiten den Garaus machen. Die neueste wissenschaftliche Erkenntnis: Fröhliche und optimistische Menschen leben länger als griesgrämige. Gemeinsames Lachen killt Wut und Aggression, verbindet und hilft ängstlichen Kindern über die Runden.

Wissenschaftler entdecken das Lachen zunehmend als Forschungsgegenstand. Deswegen haben sie die Bezeichnung „Lachforscher“ erhalten. Sie haben herausgefunden, dass eine wesentliche Eigenschaft von aktiven Kindern ist, Humor zu haben und auch einmal über sich selbst lachen zu können. Kinder, die oft und gerne lachen, werden klüger und haben es im Leben leichter. Sie schließen schneller Freundschaften und sind allgemein beliebter. Sie finden sich besser zurecht und lernen schneller Lösungen für

Probleme zu finden. Sie streiten sich weniger und vertragen sich schneller. Das funktioniert, weil sie selbstbewusster sind.

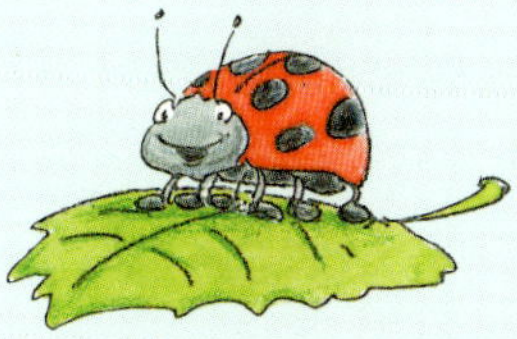

Killekille

Herumalbern ist überdies gut für die Fantasie. Albernheit ist etwas, das gerade Kinder in einer bestimmten Lebensphase gerne auskosten. Dann können sie sich stundenlang allein über ein einziges Wort „kringelig“ lachen. Im Alter Ihrer Schützlinge lösen „schmutzige“ Wörter oftmals Heiterkeitsstürme aus. Auch kitzeln ist gesund – allerdings nur für die Kinder, die gerne gekitzelt werden.
Darüber hinaus hat Lachen auch noch eine andere soziale Komponente, sagen die Lachforscher. Lachgeräusche dienten unseren Vorfahren als Signal der Friedfertigkeit. Weswegen vermutlich auch manche Tiere so etwas Ähnliches wie lachen können – unsere nächsten Verwandten die Affen etwa.

Verzauberte Steine

Es wird ein Zauberer ausgewählt, der mit einem Zauberstab – einer bunt beklebten Papprröhre – die anderen Kinder zu Steinen verzaubert. Die verzauberten Steinkinder bleiben mucksmäuschenstill stehen. Nun kommen kleine Kobolde ins Spiel – eine Handvoll anderer Kinder, die versuchen müssen, die verzauberten Steine zum Lachen zu bringen – ohne sie dabei zu berühren. Wer lacht, scheidet aus und wird Kobold. Mit dem Wort „Abrakadabra“ erlöst der Zauberer die Steine wieder und die Kinder dürfen herumlaufen, bis der Zauberer sie wieder versteinert. Am Ende werden die Rollen getauscht.

Ohne Blablabla

Sie brauchen eine Röhre, in die von jeder Seite ein Kinderarm hineinpasst. Die können Sie aus dünnem Karton oder Packpapier herstellen. Die Röhre sollte an der Längsseite gut verklebt sein. Nun können die Kinder ohne Worte miteinander „telefonieren“: Von jeder Seite steckt ein Kind die Hand in die Röhre. Die Kinder können sich jetzt in der Mitte dort begrüßen, kraulen, kitzeln, streicheln oder mit leichten Klapsen versehen. Das Wichtige dabei: Sie dürfen keinen Pieps von sich geben. Wer als Erstes lacht, muss seinen Platz für den nächsten Telefonierer räumen.

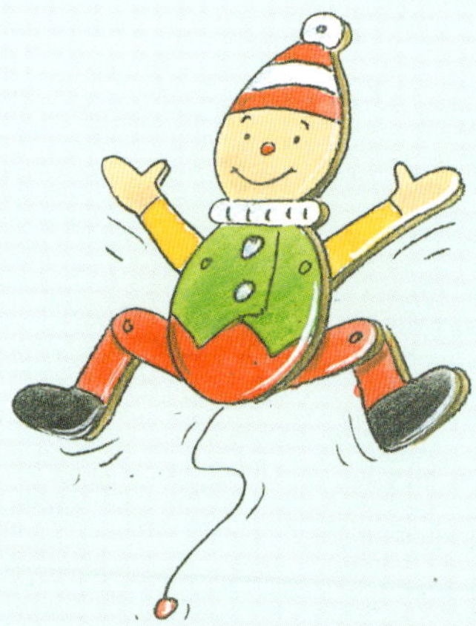

Das wäre doch gelacht!

Das Kätzchen sitzt an seinem Lieblingsplatz vor der Scheune. Die Sonne scheint und wärmt das Kätzchen. Die Kinder setzen sich hin wie ein Kätzchen – mit dem Po auf den Hacken –, die Hände liegen auf den Knien. Die Beine sind etwas geöffnet. Nun reißt das Kätzchen die Arme nach oben, macht die Augen ganz weit auf und gähnt, so gut es kann. Dabei lässt es seine Zunge ganz weit heraushängen, hechelt und rollt mit den Augen. Das endet meist in großem Gelächter, weil die Kinder diese Grimassen so komisch finden.

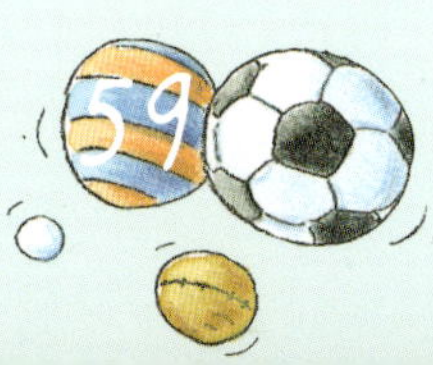

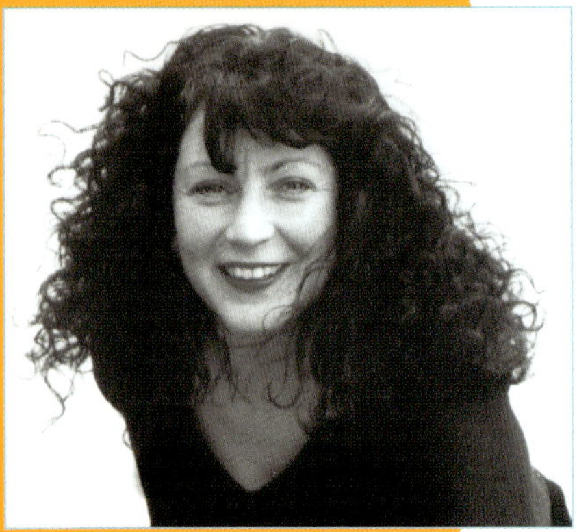

Die Autorin

Sylvia Schneider, Ernährungs- und Kommunikationswissenschaftlerin, war viele Jahre leitende Redakteurin des Ressorts Wissenschaft und Medizin bei großen Hamburger Medien.
Darüber hinaus hat sie mehr als 60 Ratgeber-Bände zu den Themen Gesundheit und Aufklärung verfasst, die in viele Sprachen übersetzt wurden. Heute ist sie Chefredakteurin von „Gesundheit für Frauen" und eine der erfolgreichsten Kinder- und Jugend-Sachbuchautorinnen. Bei Christophorus erschien von ihr „Das Stark-mach-Buch. Wie Kinder selbstbewusst und selbstsicher werden", „Das Schlau-mach-Buch. Wie Kinder fit fürs Leben werden" und „Was Kinder fragen. Vom Fragen, Antworten und Verantworten".

Zum Weiterlesen:
zu S. 18/19: Erich Ballinger: Lerngymnastik für Kinder. Kinesiologische Übungen im Kindergarten- und Schulalter, Droemer Knaur München 2001

zu S. 26 „Checkliste für Kinderstress": Techniker Krankenkasse: Broschüre „Kinder & Stress". Mehr Informationen zu dem Thema unter www.tk-online.de oder unter 01802 - 85 85 85

Monika Murphy-Witt: Spielerisch im Gleichgewicht. Christophorus im Verlag Herder, Freiburg im Breisgau 2000.

www.christophorus-verlag.de

Printed in Belgium

ISBN 3-419-53034-X

Lektorat: Sabine Loeffel

Illustrationen: Christian Zimmer

Fotos:
Ulrich Niehoff: Seiten 16, 20, 28, 45, 53
Miguel Perez: Seite 56
Heidi Velten: Seiten 8, 10, 19, 36, 58

Umschlaggestaltung: Network!, München
Layout & Satz: HellaDesign, Emmendingen
Druck: Proost, Turnhout 2004

Hier zeigen wir Ihnen eine Auswahl unserer beliebten und erfolgreichen Bücher – und wir haben noch viele andere im Programm. Wir informieren Sie gerne, fordern Sie einfach unser Verlagsprogramm an:

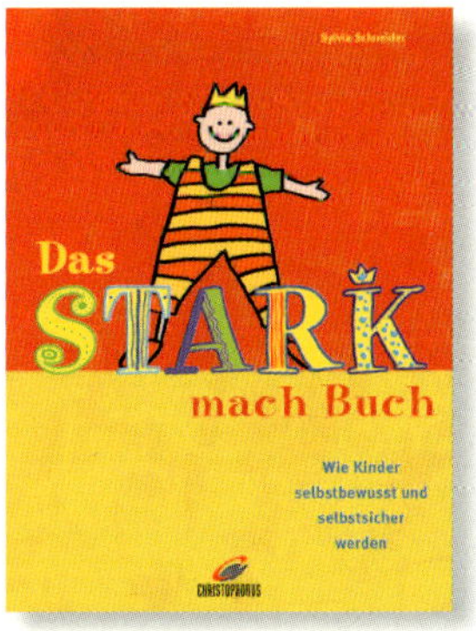

3-419-**53026**-9

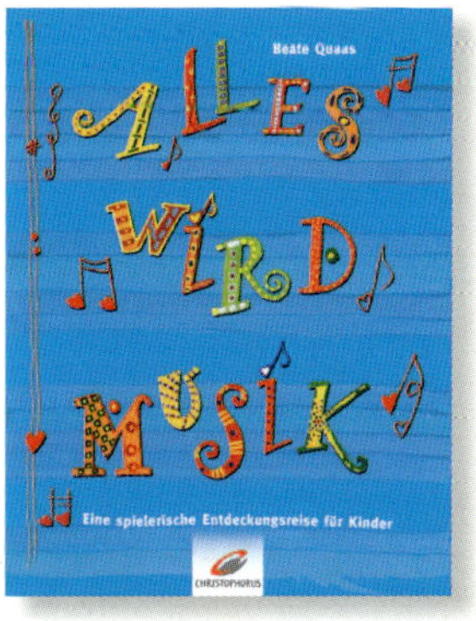

3-419-**53028**-5

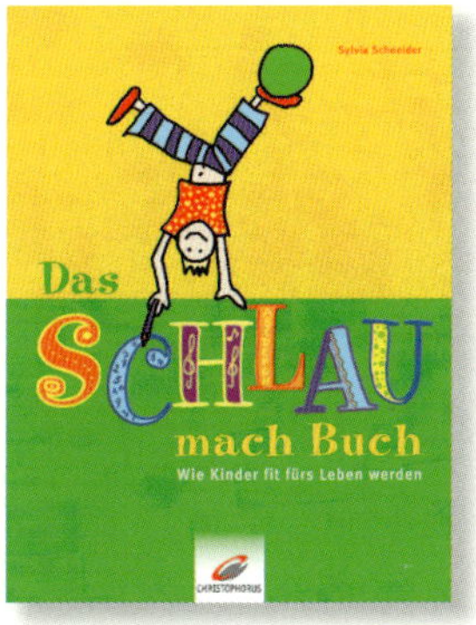

3-419-**53030**-7

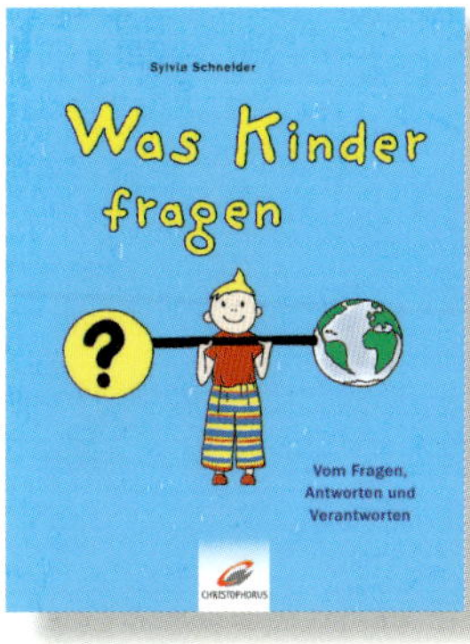

3-419-**53037**-4

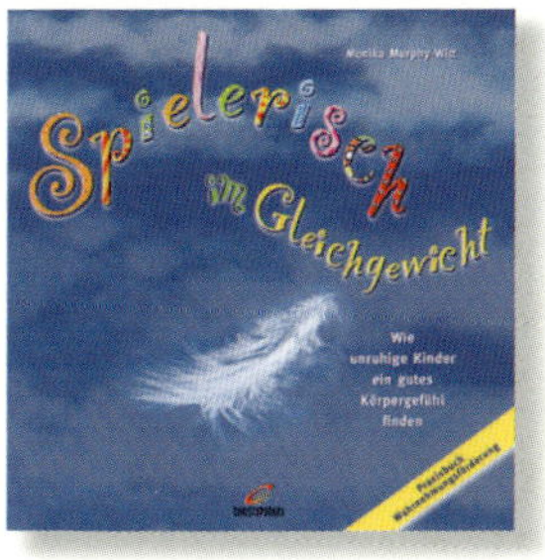

3-419-**52897**-3

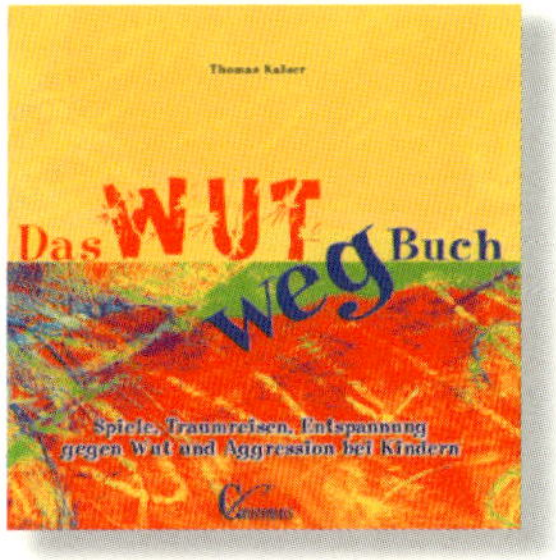

3-419-**52896**-5

Bücher für ErzieherInnen, LehrerInnen und Eltern

Bücher für Eltern und Familie

Bücher für Kinder

Bücher für Ihre Hobbys

Wir sind für Sie da, wenn Sie Fragen haben. Und wir interessieren uns für Ihre eigenen Ideen und Anregungen. Faxen Sie, schreiben Sie oder rufen Sie uns an. Wir hören gerne von Ihnen.

Ihr Christophorus-Verlag

CHRISTOPHORUS

Hermann-Herder-Straße 4
79104 Freiburg im Breisgau
www.christophorus-verlag.de
Telefon: 07 61 / 27 17–26 8
oder
Fax: 07 61 / 27 17–35 2

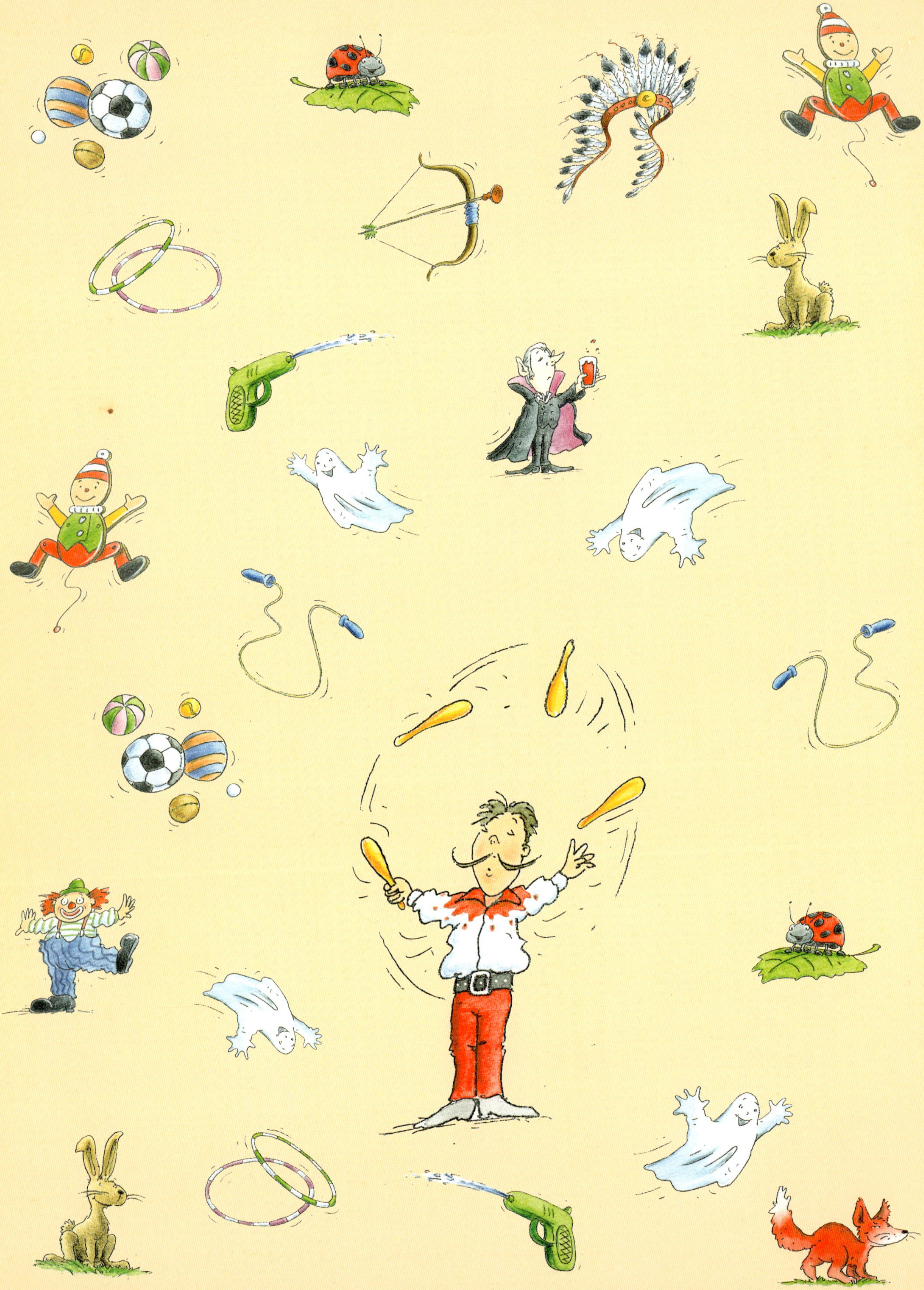